浙江省普通本科高校"十四五"重点立项建设教材

U0646966

人体基因学

（第二版）

主　编　郭俊明

编　委（按姓氏笔画排序）

习　阳　季林丹　孟小丹

郭　杰　郭俊明

ZHEJIANG UNIVERSITY PRESS
浙江大学出版社
·杭州·

内 容 提 要

人体基因学是一门研究人体基因结构与功能的新兴交叉学科,注重医学与化学的"医工结合"和培养医学人文精神。随着人类基因组计划的实施,人们对自身遗传物质的认识也进入了新时代。基因与人的生、老、病、死密切相关。基因的相关研究成果已广泛渗透到政治、经济和社会生活的各个方面。本书内容包括绪论、基因化学与基因组、基因的功能、基因与疾病、基因技术、基因与医学人文等。

本书可用作高等院校公共选修课和大学生素质教育的教材,也可供医学、生命科学、化学等相关专业的科研人员、教师、研究生和本科生参考,还可作为大众普及基因知识的参考资料使用。

图书在版编目(CIP)数据

人体基因学 / 郭俊明主编. -- 2 版. -- 杭州 : 浙江大学出版社,2025.6. -- ISBN 978-7-308-26255-2

Ⅰ. R394

中国国家版本馆 CIP 数据核字第 20252N5F50 号

人体基因学(第二版)

郭俊明　主编

责任编辑	张凌静
责任校对	殷晓彤
封面设计	周　灵
出版发行	浙江大学出版社
	(杭州市天目山路 148 号　邮政编码 310007)
	(网址:http://www.zjupress.com)
排　版	杭州晨特广告有限公司
印　刷	杭州钱江彩色印务有限公司
开　本	787mm×1092mm　1/16
印　张	10.75
字　数	255 千
版 印 次	2025 年 6 月第 2 版　2025 年 6 月第 1 次印刷
书　号	ISBN 978-7-308-26255-2
定　价	56.00 元

再 版 前 言

人体基因学是研究人体基因的结构与功能的新兴交叉学科。随着人类基因组计划的实施,人类对自身遗传物质的认识进入了新时代。基因与人的生、老、病、死密切相关。基因的研究成果已广泛渗透到政治、经济和社会生活的各个方面。基因诊断和基因治疗是医学的重大进步;基因工程产品改变了人们的食品结构;克隆技术的产生引出了伦理学的新课题;大量核酸序列的测定促成了生物信息学的兴起和发展;生物芯片技术是多种高科技(激光扫描、荧光标记、计算机和微阵列等)融合的典范;有关基因隐私权是法律、道德、医保、招聘和婚姻等领域讨论的热点之一。

在上述背景下,笔者总结了国内外与人体基因有关的研究成果,结合自己在国家自然科学基金和其他基金资助下的研究成果,组织编写了《人体基因学》这本教材,受浙江省重点教材建设项目资助,于 2013 年 6 月由浙江大学出版社出版,在浙江省内外高校使用,先后被国内 100 多家高校图书馆以及德国柏林国家图书馆(Berlin State Library)收藏,并于 2017 年入选"浙江省高校'十二五'优秀教材"。

由于本学科发展迅速、知识更新频繁,所以对本书进行修订显得非常有必要。本次修订主要体现在以下三个方面。第一,顺应"新医科"建设和精准医学时代的发展趋势。基因功能的揭示和基因突变的检测是精准医学的基础和核心。在精准医学时代,正确认识基因的结构与功能对于提高疾病的诊治水平起着关键作用。第二,注重医学与化学的"医工结合"。基因化学是近来发展最快的领域之一,多项基因相关技术获得诺贝尔化学奖,并在突发传染病、遗传病和肿瘤等转化医学中广泛应用。第三,理论联系实际。总结了本教学团队承担国家教学团队建设、国家双语教学示范课程,以及浙江省精品课程和浙江省教学团队建设的成功经验,并精选本团队及国内外其他相关研究团队在基因研究中的最新科研成果。

《人体基因学(第二版)》按照"分子→结构→基因→功能→疾病→技术→人文"的逻辑顺序进行编排,包括绪论、基因化学与基因组、基因的功能、基因与疾病、基因技术、基因与医学人文等六章。

　　本书可用作高等院校公共选修课和大学生素质教育的教材,也可供医学、生命科学、化学等相关专业的科研人员、教师、研究生和本科生参考,还可作为大众普及基因知识的参考资料。

　　本书的编委是长期从事人体基因学研究的学者,多数有海外留学经历,能把握国内外基因相关研究的最新进展。第一章、第三章和第六章(不包括第三节)由郭俊明编写,第二章由郭杰编写,第四章由季林丹编写,第五章由习阳编写,第六章第三节"基因技术对社会的影响"和附录由孟小丹编写。

　　本书在编写、出版过程中,不仅得到宁波大学教务处、宁波大学医学部和宁波大学基础医学院领导的大力支持,以及浙江大学出版社的关心与帮助,而且获得国家一流本科专业建设项目、浙江省普通本科高校"十四五"重点立项建设教材项目和浙江大学出版社"浙江省重点教材建设项目基金"的资助,在此一并表示衷心的感谢。

　　由于按本书的编排体系来编写人体基因学教材是一种全新的尝试,因此,本书中难免存在不妥甚至错误之处,恳请广大读者惠予斧正。

郭俊明

2024 年 10 月于宁波大学

前　言

　　人体基因学是研究人体基因的结构与功能的新兴学科。随着人类基因组计划的实施，人类对自身遗传物质的认识进入了新时代。基因与人的生、老、病、死密切相关。基因的研究成果已广泛渗透到政治、经济、和社会生活的各个方面。基因诊断和基因治疗是医学的重大进步，基因工程产品改变了人们的食品结构，克隆技术的产生引出了伦理学的新课题，大量 DNA 序列的测定促成了生物信息学的兴起和发展，生物芯片技术是多种高科技（激光扫描、荧光标记、计算机和微点阵等）融合的典范，有关基因隐私权是法律、道德、医保、招聘和婚姻问题专家讨论的热点，等等。

　　在这样的背景下，笔者总结了国内外与人体基因有关的研究成果，结合自己在国家自然科学基金和其他基金资助下的研究成果，以及最新研究进展，修订了《人体基因学》。本书包括绪论、基因与基因组、基因的功能、基因与疾病、基因克隆和基因与社会等六章。

　　本书可用作高等院校公共选修课和大学生素质教育的教材，也可供医学、生命科学相关专业的科研人员、教师、研究生和本科生参考，还可作为大众普及基因知识的参考资料。

　　本书的编者们是长期从事人体基因学研究的青年学者，绝大多数有海外留学经历，能把握国内外相关研究的最新进展。第一、二、三章由郭俊明编写，第四章由季林丹编写，第五章由习阳编写，第六章由肖丙秀编写，附录由蒋孝明编写。

　　本书的出版不仅得到宁波大学教务处和医学院领导的大力支持、浙江大学出版社的关心和帮助，而且受到"国家卓越医生教育培养计划""国家双语教学示范课程""浙江省高校重点建设教材""浙江省精品课程"和"宁波大学教材建设项目"等资助，在此表示衷心的感谢。

　　时间和水平有限，加之按本书的编排体系来编写人体基因学是一种新的尝试，因此本书中难免存在不少不妥甚至错误之处，恳请广大读者惠予斧正。

郭俊明
2013 年 3 月于宁波大学

目 录

第一章 绪 论

基因的研究与遗传物质的发现具有密切关系。早在 1869 年，瑞士外科医生米歇尔（F. Miescher）就首次从脓细胞核中分离出一种不同于蛋白质的酸性物质，称之为"nuclein"（核素）；后来，他又从鲑鱼精子中分离出类似的物质，并指出这是由一种碱性蛋白质与一种酸性物质组成的复合物（此酸性物质即是现在所称的"核酸"）。又经过 10 多年的研究，"核素"中的四种基本碱基——腺嘌呤（adenine，A）、鸟嘌呤（guanine，G）、胞嘧啶（cytosine，C）和胸腺嘧啶（thymine，T）先后被发现。1889 年，阿尔塔曼（R. Altamann）将"核素"命名为核酸（nucleic acid）。1909 年，美籍俄裔生物化学家利维尼（P. A. T. Levene）发现酵母的核酸中含有核糖，随后又发现动物的核酸中含有脱氧核糖，于是他将核酸分为两大类——核糖核酸（ribonucleic acid，RNA）和脱氧核糖核酸（deoxyribonucleic acid，DNA）。

1909 年，约翰森（W. L. Johannsen）用"基因（gene）"取代"遗传因子"。1910 年，摩尔根（T. H. Morgan）首次用实验证明基因位于染色体上，并于 1917 年提出"基因是生物遗传的基本单位"。1926 年，摩尔根的专著《基因论》出版，这标志着经典遗传学理论体系的建立和完成。摩尔根被称为"分子生物学之父"，他也是第一位获得诺贝尔生理学或医学奖的遗传学家。1941 年，美国遗传学家比德尔（G. W. Beadle）和生物化学家塔图姆（E. L. Tatum）分离出链孢酶的生化突变型，提出了"一个基因一个酶"的假说，说明了基因的一些基本功能。1944 年，艾弗里（O. T. Avery）等科学家发现致病性肺炎双球菌的 DNA 可使非致病性的肺炎双球菌转变为具有致病性的细菌，这就是著名的细菌转化实验。通过这一实验，科学家证实 DNA 是遗传物质。

1953 年，沃森（J. D. Watson）和克里克（F. Crick）共同提出的 DNA 双螺旋结构模型发表在当年 4 月 25 日的《自然》（Nature）杂志上，为揭示遗传信息的传递规律奠定了基础，标志着现代分子生物学由此开始。20 世纪 70 年代，基因克隆技术的发展和兴起使人类有可能按照自己的意愿改造基因，为人类服务。由核酸研究而产生的分子生物学，特别是基因工程技术已渗透到医学、药学、遗传学、农学等各个学科。自此，人类对生命本质的认识也进入了一个崭新的时代。

随着科学的进步，分子生物学也从研究单个基因发展到研究生物体基因组的结构与功能。1990 年开始实施的人类基因组计划（Human Genome Project，HGP）是生命科学领域有史以来最庞大的全球性科学研究计划，确定了人体 23 对染色体 DNA 中总共约 30 亿个核苷酸的排列顺序。由这些碱基对组成的人类基因组蕴藏着生命的奥秘。经过 13 年的努力，人类在揭示生命奥秘、认识自我的漫漫长路上又迈出了重要的一步。2003 年 4 月 15 日，中、美、英、日、法、德等国政府首脑联名发表了《六国政府首脑关于完成人类基因组序列图的联合声明》，标志着人类基因组计划顺利完成。

近年来,新一代高通量基因测序技术和大规模转录组学研究的成果层出不穷,为我们揭示基因的奥秘提供了新思路。目前,以"DNA-RNA-蛋白质"为中心的遗传学法则和传统基因表达调控模式等经典理论受到了前所未有的挑战。人们发现,在人类基因组中约93%的序列可被转录,其中具有蛋白质编码功能的转录物不超过2%,而占转录组90%以上的是无蛋白质编码功能的非编码RNA(non-coding RNA,ncRNA)。ncRNA尽管没有蛋白质编码功能,但它们广泛参与生命活动的各个环节,包括生长、分化、发育、免疫、凋亡等。

基于基因组研究成果的基因工程药物、基因治疗、生物芯片、基因诊断等有着极其广阔的应用前景;基于基因组知识的药物设计,尤其是基于药物基因组学的个体化药物治疗,将在大大提高药物治疗效果的同时最大限度地降低药物的毒副作用。在此基础上,功能基因组计划将确定人体内所有基因的功能及其调控方式。这些研究成果必将进一步加深人们对人类自身的认识,促进医学的发展及社会的进步。

(郭俊明)

第二章　基因化学与基因组

生物体的遗传物质是核酸(nucleic acid)。核酸是以核苷酸为基本构成单位,通过 $3',5'$-磷酸二酯键连接而成的一类生物大分子。天然核酸有两大类:核糖核酸(ribonucleic acid,RNA)和脱氧核糖核酸(deoxyribonucleic acid,DNA)。绝大多数生物体的遗传物质是 DNA,有些低等生物的遗传物质是 RNA。

人体的遗传物质是 DNA。人体 DNA 携带人类的遗传信息,存在于细胞核和线粒体中,决定细胞和个体的基因型(genotype)。人体 RNA 主要存在于细胞核和细胞质中,主要功能是参与蛋白质的合成过程,把 DNA 中的遗传信息表达成蛋白质中的氨基酸排列顺序;或者在多个层面(DNA 复制、RNA 转录、转录后、翻译、翻译后、表观遗传等层面)参与基因表达的调控过程。通过基因表达,人体的各种遗传性状(表现型,phenotype)得以体现。

第一节　核酸的化学组成

在核酸酶的催化下,核酸被水解为其基本的结构单位——核苷酸(nucleotide);核苷酸在核苷酸酶的催化下水解为磷酸(phosphate)和核苷(nucleoside);而核苷在核苷酶的催化下水解为碱基(base)和核糖(ribose)(见图 2-1)。由此可见,核酸彻底水解的产物是磷酸、碱基和核糖。

图 2-1　核酸的水解产物

一、核酸的元素组成

组成核酸的元素主要有碳(C)、氢(H)、氧(O)、氮(N)、磷(P)等,其中磷元素的含量比较恒定,占 9%～10%。因此,可以通过测定磷的含量来推算样品中核酸的含量,这就是实用且简便的核酸定量测定方法——定磷法。

二、核酸的化学组成

(一)碱基

组成核苷酸的碱基为含氮杂环化合物。碱基有嘌呤(purine)和嘧啶(pyrimidine)两大类(见图 2-2)。嘌呤包括腺嘌呤(adenine,A)和鸟嘌呤(guanine,G),而嘧啶包括胞嘧啶(cytosine,C)、尿嘧啶(uracil,U)和胸腺嘧啶(thymine,T)。DNA 和 RNA 分子中都含有 A、G 和 C;T 一般只存在于 DNA 分子中,也可少量存在于 RNA 分子中;而 U 只存在于 RNA 分子中。

图 2-2　核酸分子中主要碱基的结构

从碱基的结构可以看出,嘌呤环和嘧啶环都含有共轭双键。这种结构对波长在 260nm 左右的紫外光有较强的吸收。因此,可以利用这一特性对碱基、核苷、核苷酸和核酸进行定性分析和定量分析。这种利用核酸紫外吸收性质进行比色分析的方法是最常用的一种核酸分析方法。

上述五种碱基中的酮基和氨基均位于碱基环上氮原子的邻位,这种结构有利于酮式—烯醇式和氨基—亚氨基互变异构体的形成(见图 2-3)。在生理条件下,这些碱基主要以酮式和氨基出现。当发生互变异构体时,碱基配对可能出错。如:正常情况下,DNA 分子中 C 是与 G 通过氢键配对结合的,但若 C 和 G 以亚氨基形式出现,则会发生 A—C 配对或 G—T 配对。由此可见,互变异构体的存在是基因突变发生的原因之一,对基因功能有一定的影响。

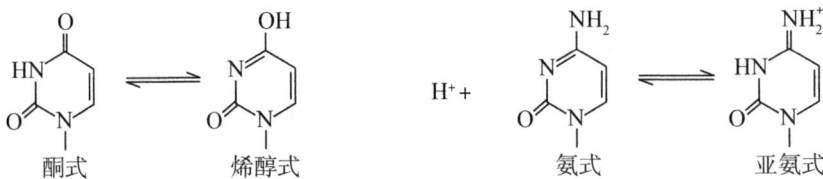

图 2-3　碱基的互变异构体

(二)核糖

核糖是含有五个碳原子的醛糖,是以 D 型形式存在于自然界中的最重要的一种戊糖。核酸中的核糖有两种:β-D-核糖(β-D-ribose)和 β-D-2′-脱氧核糖(β-D-2′-deoxyribose),均为 β-呋喃型环状结构,分别存在于 RNA 和 DNA 中。为了与碱基的原子编号相区别,通常将核糖的碳原子编号都加上"′"。

(三)核苷

核糖与碱基通过 β-糖苷键连接而成的糖胺分子称为核苷(nucleoside)。在核苷结构中,核糖的 C-1′ 分别与嘧啶的 N-1 和嘌呤的 N-9 相连接。核苷包括核糖核苷和脱氧核糖核苷两类。当提及核苷时,需要冠以碱基的名称。构成 RNA 的核苷主要有腺苷、鸟苷、胞苷和尿苷;构成 DNA 的核苷主要有脱氧腺苷、脱氧鸟苷、脱氧胞苷和脱氧胸苷。

(四)核苷酸

核苷中核糖的羟基与磷酸通过磷酸酯键连接而成的化合物称为核苷酸。生物体内的核苷酸大多数是由核糖或脱氧核糖的 C-5′ 上羟基被磷酸酯化形成的 5′-核苷酸。含有一个磷酸基团的核苷酸称为核苷一磷酸（nucleoside monophosphate，NMP）；NMP 的磷酸基团与磷酸通过磷酸酯键连接即生成核苷二磷酸（nucleoside diphosphate，NDP）；而 NDP 可进一步与磷酸通过磷酸酯键连接生成核苷三磷酸（nucleoside triphosphate，NTP）。例如：核糖腺苷酸就有腺苷一磷酸（AMP）、腺苷二磷酸（ADP）和腺苷三磷酸（ATP）三种形式。脱氧核苷酸的表示方法是在核苷酸的前面加一字母"d"（deoxy，脱氧），如脱氧腺苷一磷酸用 dAMP 表示（见图 2-4）。

图 2-4 几种核苷酸的结构

核苷酸是核酸的基本组成单位，由许多单核苷酸聚合形成的多聚核苷酸（polynucleotide），即为核酸。

为了书写方便，人们常用缩写符号来表示碱基和核苷酸。表 2-1 总结了构成 DNA 和 RNA 分子的主要碱基和核苷酸的缩写符号。

表 2-1 构成 DNA 和 RNA 分子的主要碱基和核苷酸的缩写符号

组成	DNA				RNA			
碱基	A	T	C	G	A	U	C	G
核苷酸	dAMP	dTMP	dCMP	dGMP	AMP	UMP	CMP	GMP

第二节　核酸的一级结构

核酸的结构是决定其生物学功能的基础。从简单到复杂,核酸的结构可分为初级结构和高级结构。核酸的初级结构,又称为核酸的一级结构(primary structure),是核酸的基本结构。核酸的高级结构可分为核酸的二级结构(secondary structure)和核酸的三级结构(tertiary structure)。

核酸的一级结构是指核酸分子中核苷酸的排列顺序。由于同类核酸分子中核苷酸之间的差异仅仅是碱基的不同,故核酸的一级结构又可称为碱基顺序(base sequence)。在核酸分子中,各种核苷酸是通过 $3',5'$-磷酸二酯键相连接的,即:一个核苷酸的 $3'$-羟基(—OH)与下一位核苷酸的 $5'$ 位磷酸(—P)之间形成 $3',5'$-磷酸二酯键。因此,核酸分子是有方向性的,它有两个末端:一端含有游离的磷酸基,称为 $5'$ 末端;另一端含有游离的 $3'$-羟基,称为 $3'$ 末端。在书写核酸序列时,应当按 $5'$ 到 $3'$ 的方向来写,即 $5'$ 末端写在左边, $3'$ 末端写在右边。

一、DNA 的一级结构

(一)DNA 一级结构的概念

DNA 的一级结构是指 DNA 分子中四种脱氧核苷酸(dAMP、dCMP、dGMP 和 dTMP,简写为 dNMP)的排列顺序。四种脱氧核苷酸之间通过 $3',5'$-磷酸二酯键连接成为线性大分子,即多聚脱氧核苷酸链状化合物。

(二)DNA 一级结构的表示方法

因为 DNA 分子结构中除了两端的游离基团和碱基排列顺序不同外,其他基团(如磷酸二酯键和脱氧核糖)都相同,所以一般用简写方式来表示 DNA 的结构,即用 ATCG 代表碱基或相应的核苷酸。以下表示了一段 DNA 的一级结构:

$$5'-GCGGTAATGCA-3'$$

上述字母即表示这段 DNA 序列的 $5'$-磷酸末端在左边, $3'$-羟基末端在右边;由 $3',5'$-磷酸二酯键把 11 个脱氧核苷酸按该顺序连接起来。人类基因组计划最初的目的就是要把人类 DNA 中的所有脱氧核苷酸排列顺序测定出来,即解析人类基因组的一级结构。

二、RNA 的一级结构

(一)RNA 一级结构的概念

RNA 的一级结构是指 RNA 分子中四种核苷酸(AMP、CMP、GMP 和 UMP,简写为 NMP)的排列顺序。RNA 是一种多聚核苷酸链状化合物。

与 DNA 的一级结构相比,RNA 的一级结构有如下两个方面的不同:①核糖不同,RNA 分子中的核糖是 β-D-核糖,而 DNA 分子中则是 β-D-$2'$-脱氧核糖;②碱基不同,DNA 分子中的碱基是 A、T、C、G,而 RNA 分子中的主要碱基是 A、U、C、G,次要碱基是稀有碱基。稀有碱基(rare base)是指除核酸分子中的 A、T、U、C、G 以外的含量较少的碱基。这些稀有碱基是在基本碱基的不同部位进行化学修饰而形成的衍生物,如次黄嘌呤核苷(inosine,I)、甲基化的嘌呤(mA、mG)、假尿苷(pseudouridine,Ψ)和二氢尿嘧啶(dihydrouracil,DHU)等。

(二)RNA 的分类

RNA 种类繁多、数目巨大。根据是否可编码蛋白质,RNA 可分为两大类:编码 RNA(coding RNA)和非编码 RNA(non-coding RNA,ncRNA)。编码 RNA 是指从基因组上转录而来,其核苷酸序列可以翻译成蛋白质的 RNA。编码 RNA 只有信使 RNA(messenger RNA,mRNA)。ncRNA 是指不编码蛋白质的 RNA。

随着人类基因组计划的实施,人们发现绝大多数人类基因组序列可转录成 RNA,但其中 mRNA 仅占极少部分。ncRNA 不仅广泛参与生命活动的各个环节(包括生长、分化、发育、免疫等),而且在疾病发生发展过程中也发挥着重要作用。ncRNA 数量繁多,可从多种角度对其进行分类(见图 2-5)。

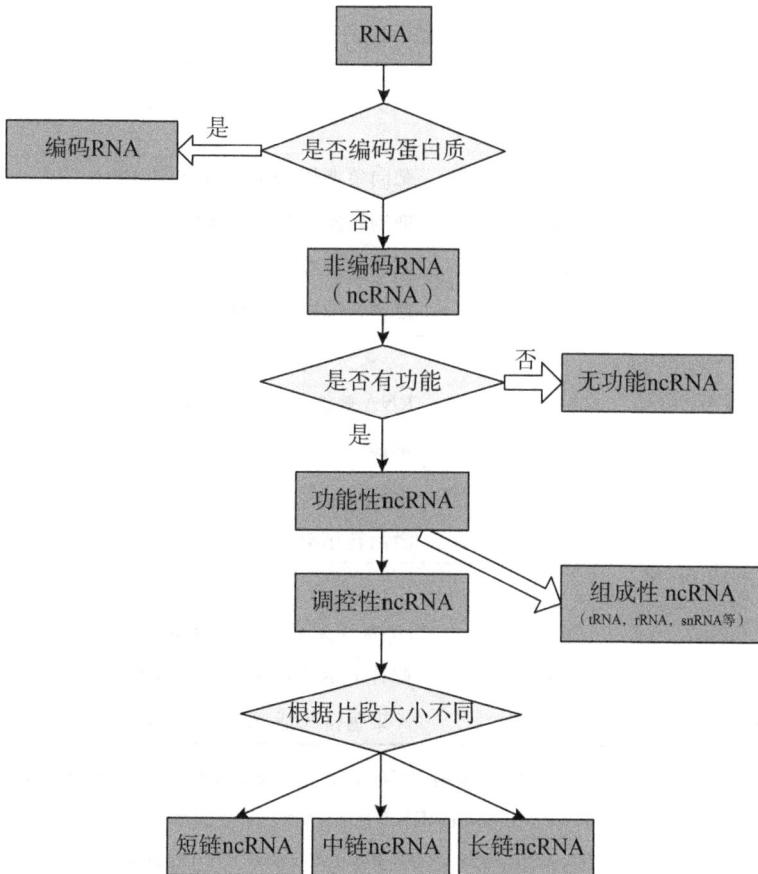

图 2-5 RNA 的主要类别

1. 根据功能不同区分 ncRNA

根据是否具有生物学功能,ncRNA 可分为无功能 ncRNA 和功能性 ncRNA。

根据是否受到调控,功能性 ncRNA 可分为组成性 ncRNA(constitutive non-coding RNA)和调控性 ncRNA(regulatory non-coding RNA)两大类。

(1)组成性 ncRNA。这是不受环境影响而恒定转录的 RNA,是细胞发挥正常功能必需的 RNA。组成性 ncRNA 主要包括转运 RNA(transfer RNA,tRNA)、核糖体 RNA(ribosomal RNA,rRNA)和核内小 RNA(small nuclear RNA,snRNA)等。这类 ncRNA 大多数与转录后 RNA 加工和蛋白质合成过程有关。另外,组成性 ncRNA 还有端粒酶 RNA(telomerase RNA),它与染色体末端的复制有关,参与维持真核生物染色体的完整性。

(2)调控性 ncRNA。这是转录水平因内外环境变化而变化的 RNA。它们在细胞分化和器官发育的特定阶段或者应对外界刺激时表达,具有在转录和(或)翻译水平影响其他基因表达的功能。当它们的结构或功能出现异常时,参与疾病发生发展过程。

2. 根据链的长短不同区分 ncRNA

根据链的长短不同,ncRNA 可分为短链 ncRNA、中链 ncRNA 和长链 ncRNA。它们又可进一步细分成若干个亚类(见表 2-2)。

表 2-2　ncRNA 的主要类型

分类	大小/nt	主要生物学功能
短链 ncRNA		
miRNA	18～22	靶向负调控 mRNA 和其他 RNA
piRNA	26～30	抑制转座、DNA 甲基化等
tiRNA	17～18	调控转录等
tsRNA	14～41	调控基因转录和翻译等
中链 ncRNA		
snoRNA	60～300	RNA 修饰、加工和成熟
PASR	22～200	不详
TSSa-RNA	20～90	维持转录等
PROMPT	<200	激活转录等
长链 ncRNA		
lincRNA	>200	DNA 支架和组蛋白修饰等
T-UCR	>200	调控 miRNA 和 mRNA 水平等
其他 lncRNA	>200	X 染色体失活、端粒调节、基因印迹等

注:nt:核苷酸(nucleotide);ncRNA:非编码 RNA(non-coding RNA);miRNA:微 RNA(microRNA);piRNA:piwi 相互作用 RNA(piwi-interacting RNA);tiRNA:转录起始 RNA(transcription initiation RNA);tsRNA:tRNA 来源小 RNA(transfer RNA-derived small RNA);snoRNA:核仁小 RNA(small nucleolar RNA);PASR:启动子相关小 RNA(promoter-associated small RNA);TSSa-RNA:转录起始点相关 RNA(trascription start site-associated RNA);PROMPT:启动子上游转录物(promoter upstream transcript);lincRNA:长链基因间非编码 RNA(long intergenic non-coding RNA);T-UCR:转录超保守区(transcribed ultraconserved region);lncRNA:长链非编码 RNA(long non-coding RNA)。

(1)短链 ncRNA。短链 ncRNA 是指长度在 50 个核苷酸(nt)之内的 ncRNA,包括微 RNA(miRNA)、Piwi 相互作用 RNA(piRNA)、转录起始 RNA(tiRNA)和 tRNA 来源小

RNA(tsRNA)等。

1)miRNA。miRNA 是一类 18～22nt 的 ncRNA,调节超过 60％蛋白质编码基因的表达。miRNA 的生物学功能很广泛,包括调节细胞增殖、分化、凋亡和发育等过程。它们在进化过程中呈现高度保守性,保守片段只有 1～2 个碱基的差别。由单一前体 miRNA 加工而来的成熟 miRNA 具有基因簇集现象。miRNA 的表达呈现时间特异性和空间特异性。

2)piRNA。piRNA 的长度为 26～30nt,比 miRNA 稍长。它们最初在哺乳动物的睾丸中被发现,并且可以与 Piwi(P-element induced wimpy testis)蛋白结合形成 piRNA 复合物发挥作用。piRNA 主要存在于基因间隔区,很少存在于基因区和重复序列区。piRNA 与 miRNA 的主要区别在于:①形成过程中不依赖 Dicer;②通过结合阿格蛋白(Argonaute,Ago)蛋白的 Piwi 亚族发挥作用。这一特点也是它被命名的依据。其他物种中的 Piwi 同源蛋白则根据其物种名称的首字母来依次命名,如人类的 Piwi 同源蛋白为 Hiwi。piRNA 在生殖干细胞分化、胚胎发育、维持 DNA 的完整性和表观遗传学调控等方面具有十分重要的生物学作用。

3)tsRNA。tsRNA 的长度为 14～41nt。tsRNA 由 RNA 酶切割 tRNA 前体(tRNA precursor, pre-tRNA)和成熟 tRNA 产生(见图 2-6),可以分为 tRNA 衍生片段(tRNA derived fragment,tRF)和 tRNA 半分子(tRNA half,tRH)。tRF 的长度一般为 14～40nt,可以分为 tRF-1、tRF-2、tRF-3、tRF-5 和 i-tRF。tRF-1 源于 tRNA 前体;tRF-2 源于成熟 tRNA 的横跨反密码子环区域;tRF-3 起源于 TΨC 环,终止于 3′末端;tRF-5 源于成熟 tRNA 的 5′末端,终止于 D 环与反密码子环之间;i-tRF 源于成熟 tRNA 的内部区域,裂解位点在 D 环和 TΨC 环。tRH 的长度一般为 30～40nt,由成熟 tRNA 在反密码子环处被切割形成。源于 5′-端和 3′-端的 tRH 分别称为 5′-tRH 和 3′-tRH。tsRNA 具有转录调控、转录后调控和表观遗传调控等多样的生物学功能,对疾病的发生发展也产生重要影响。

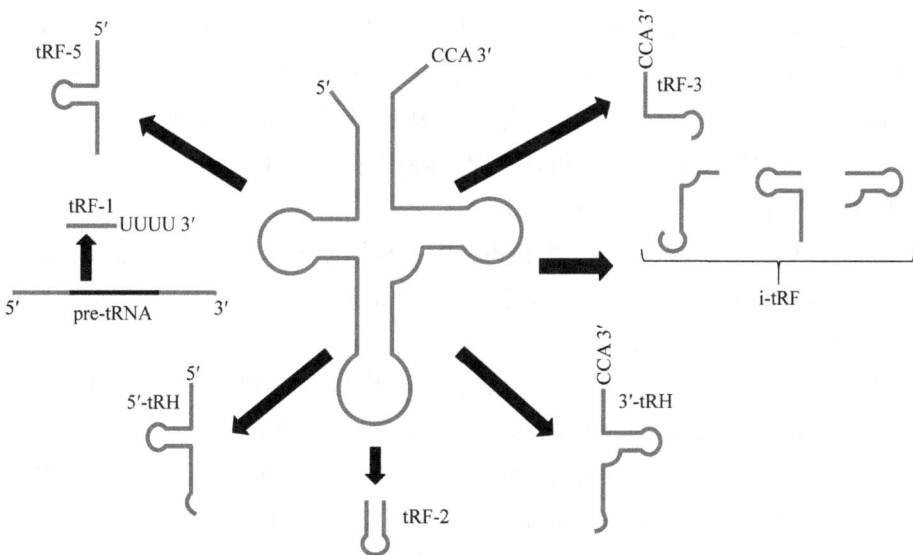

图 2-6　tsRNA 的分类

(2)中链 ncRNA。中链 ncRNA 的长度一般为 50~200nt,主要包括核仁小 RNA
(snoRNA)、启动子相关小 RNA(PASR)、转录起始点相关 RNA(TSSa-RNA)和启动子上
游转录物(PROMPT)等。在中链 ncRNA 中,研究得最多的是 snoRNA。

snoRNA 是一类种类非常丰富的 ncRNA,是存在于真核细胞核仁中的小分子
ncRNA,主要功能是参与 RNA 修饰、加工及成熟过程,如对 RNA 进行假尿苷化和 2′-甲
基化修饰等。

根据结构元件的不同,snoRNA 主要有 C/D box snoRNA 和 H/ACA box snoRNA
两大类(见图 2-7)。

图 2-7 两类主要 snoRNA 的结构

C/D box snoRNA 包含 5′末端的 C box(RUGAUGA,R 代表嘌呤核苷酸)和 3′末端
的 D box(CUGA)特征性序列元件。大多数 C/D box snoRNA 分子的中部还具有类似于
C box 和 D box 的结构,分别被称为 C′ box 和 D′ box。C/D box snoRNA 通过与 rRNA
序列碱基互补,对 rRNA 进行 2′-O-甲基化修饰。

H/ACA box snoRNA 具有保守的"发夹—铰链—发夹—尾(hairpin-hinge-hairpin-
tail)"的二级结构。H box(ANANNA,N 代表任一核苷酸)位于铰链区(hinge,H),而
ACA box 则一般位于 3′末端尾的上游 3 个核苷酸处。H box 和 ACA box 不仅是
snoRNA 正确行使其功能的必需结构,而且与其稳定性密切相关。H/ACA box snoRNA
的主要功能是参与 rRNA 的假尿嘧啶化修饰。

经 snoRNA 加工成熟的 rRNA 先在核仁中与核糖体蛋白结合,再经过复杂的成熟过
程和转运过程出核,最终在细胞质中形成功能成熟的核糖体。核糖体是蛋白质合成的场
所,几乎控制着细胞内所有蛋白质的合成。

主要的 snoRNA 均需与特定蛋白质结合形成核仁小核糖核蛋白复合体(small
nucleolar ribonucleoprotein complex,snoRNP)后才能发挥作用。

(3)长链 ncRNA。长链非编码 RNA(long non-coding RNA,lncRNA)一般指长度大
于 200nt 的 ncRNA。lncRNA 可分为正义(sense)、反义(antisense)、双向(bidirectional)、
内含子(intronic)及基因间(即长链基因间非编码 RNA:long intergenic non-coding RNA,
lincRNA)等 5 种类型(见图 2-8)。

图 2-8　lncRNA 的主要类型

3.根据形状不同区分 ncRNA

根据形状不同,ncRNA 可分为线性 RNA 和环状 RNA。大多数类型的 ncRNA 为线性 RNA。

其中,环状 RNA(circular RNA,circRNA)是一类闭合环状结构的 RNA 分子,广泛分布于人体各种组织中,它们比线性 RNA 更稳定。circRNA 的主要功能为充当微 RNA 海绵、与 RNA 结合蛋白(RNA binding protein,RBP)结合、翻译成蛋白质和调节转录等。大多数 circRNA 由前体 mRNA(precursor mRNA,pre-mRNA)反向剪接而产生,它们没有 $3'$ 末端和 $5'$ 末端(见图 2-9)。circRNA 可分为 3 种类型:外显子-内含子型环状 RNA(exon-intron circular RNA,EIciRNA)、外显子型环状 RNA(exonic circular RNA,EcircRNA)和内含子型环状 RNA(circular intronic RNA,CiRNA)。circRNA 的生成方式有 4 种(见图 2-9)。①套索驱动的环化:当 pre-mRNA 被剪接时,上游 $5'$ 剪接供体与下游 $3'$ 剪接受体之间先形成反向共价连接的套索结构,然后切除内含子,最后外显子通过 $3',5'$-磷酸二酯键形成 EcircRNA。②RBP 驱动的环化:首先,RBP 与 pre-mRNA 外显子两端的上下游内含子的 RBP 识别序列结合形成二聚体;切除其他部分后环化形成 EIciRNA;若移除其中的内含子,则可形成 EcircRNA。③内含子配对驱动的环化:pre-mRNA 上游和下游的内含子通过互补的碱基序列形成包含外显子与内含子的 EIciRNA 或仅包含外显子的 EcircRNA。④内含子 RNA 环化:CiRNA 的形成与内含子两端 7nt 的 GU 丰富元件和 11nt 的 C 丰富元件相关。内含子 GU 丰富元件和 C 丰富元件的两端环化形成一个不包含外显子的、拥有不同长度尾巴的套索 RNA 结构,去除尾部分支后则生成 CiRNA。

(三)mRNA 的一级结构

人体 mRNA 的两个末端均具有与其翻译功能和稳定性密切相关的特殊结构。

1.$5'$ 末端帽子

mRNA 帽子是指当 mRNA 转录后,在其 $5'$ 末端通过 $5',5'$-磷酸三酯键连接 7-甲基鸟苷,同时第一个核苷酸的 C-$2'$ 被甲基化,形成 m^7GpppN^m 的特殊结构。mRNA 帽子结构的主要功能是增加 mRNA 的稳定性和在翻译过程中结合核糖体小亚基等。

2.$3'$ 末端尾巴

mRNA 尾巴是指 mRNA $3'$ 末端的 $20\sim200$nt 的多聚腺苷酸(polyA)。它与 mRNA

图 2-9　circRNA 的生成方式

帽子结构一样,也是在转录后加工形成的。polyA 的功能是增加 mRNA 的稳定性和协助 mRNA 从细胞核内转移到核外。

各种 mRNA 的长短有较大的差别,这也反映出其表达产物蛋白质的相对分子质量有较大差别。在所有 RNA 中,mRNA 半寿期(half life,含量保留一半的时间)最短,在合成后数分钟至数小时内即被分解。

(四)tRNA 的一级结构

人体 tRNA 具有以下 3 个特点。

(1)相对较小。tRNA 只由 70～90nt 组成。

(2)有较多稀有碱基。在 tRNA 分子中,稀有碱基占总碱基的 $10\%\sim20\%$。这是 tRNA 在组成上的最大特点,也与其稳定性较高有关。

(3)3′ 末端有 CCA—OH 结构。这一结构与 tRNA 的主要功能携带氨基酸到核糖体上有密切关系。在氨基酰 tRNA 合成酶的催化下,氨基酸先连接到 AMP 上生成氨基酰腺苷酸;然后连接到 tRNA 的 3′—OH 上,生成氨基酰 tRNA,参与蛋白质的合成。这是说明"核酸结构是核酸功能的基础"的典型例子之一。

(五)rRNA 的一级结构

rRNA 是细胞内含量最多的 RNA,占 RNA 总量的 80% 以上。人体 rRNA 可分为 5S、5.8S、18S 和 28S 等 4 种类型。此处,S 是指沉降系数(sedimentation coefficient),是颗粒物质或溶质在单位超速离心场中的沉降速度,可间接反映物质的相对分子质量的大小。

应用超速离心法测定物质(蛋白质和核酸)的相对分子质量时,S与相对分子质量成正比关系。

第三节 核酸的高级结构

核酸在一级结构的基础上,通过分子之间的相互作用形成具有空间构象的高级结构(即空间结构,spatial structure),体现其作为遗传物质的各种功能。

一、DNA 的二级结构

美国学者沃森(J. D. Watson)和英国学者克里克(F. Crick)于 1953 年 4 月 25 日在《自然》(*Nature*)杂志上发表论文,提出了著名的 DNA 分子双螺旋结构模型(double helix model)。这一模型解释了遗传信息是如何储存在 DNA 分子中,以及遗传性状何以在生物的世代间得以保持的分子基础。

(一)对 DNA 双螺旋结构模型的提出有重大影响的实验

在沃森和克里克提出 DNA 双螺旋结构模型之前,有关核酸的研究已取得了许多进展,也有人提出了 DNA 的多种结构模型,对 DNA 双螺旋结构模型的提出均有一定的影响。对 DNA 双螺旋结构模型的提出有重大和直接影响的实验结果主要有夏格夫法则(Chargaff's rules)和 DNA 的 X 线衍射结果等。

1.夏格夫法则

20 世纪 50 年代初,奥地利生物化学家夏格夫(E. Chargaff)应用紫外分光光度法和纸层析等技术,对多种生物体 DNA 进行了系统的碱基定量分析,发现了 DNA 碱基组成的规律性,即夏格夫法则,又称"碱基配对法则"(base pairing rule)。其主要内容如下。

(1)碱基含量相同。几乎所有生物 DNA 的腺嘌呤摩尔含量与胸腺嘧啶摩尔含量相同([A]=[T]),鸟嘌呤摩尔含量与胞嘧啶摩尔含量相同([G]=[C]),总的嘌呤摩尔含量与总的嘧啶摩尔含量相同([A+G]=[C]+[T])。

(2)碱基组成相同。同一生物的不同器官和不同组织的 DNA 碱基组成相同。

(3)碱基组成稳定。一种生物的 DNA 碱基组成不随生物体的年龄、营养状态或者环境变化而改变。

(4)碱基比值不同。不同生物的 DNA 碱基组成不同,即(A+T)/(G+C)的比值不同。

上述(1)说明了 DNA 分子中碱基成对出现,第(2)和第(3)点说明生物体内 DNA 是稳定的,而(4)说明对于不同生物,其遗传性状的不同与其 DNA 的碱基组成不同密切相关。

2.DNA 的 X 线衍射结果

1950 年威尔金斯(M. Wilkins)以 DNA 纤维作为材料,获得了 A 型 DNA 衍射图;1951 年富兰克林(R. Franklin)解决了 DNA 的水合过程,获得了比较清晰的 B 型 DNA

衍射图。这些 DNA 的 X 线衍射图显示 DNA 是双链分子的螺旋体。

(二)DNA 双螺旋结构模型的主要内容

1. DNA 分子由方向相反的两条链组成

DNA 分子由两条脱氧核糖核苷酸链组成,两条链的方向完全相反,其中一条链从 5′ 到 3′,另一条链从 3′到 5′。两条链围绕一个假想的中心轴形成一个右手螺旋的结构,双螺旋的螺距为 3.54nm,直径为 2.37nm(见图 2-10)。

图 2-10　DNA 双螺旋结构模型

2. DNA 链的骨架由脱氧核糖基和磷酸基组成

DNA 双螺旋的外侧为脱氧核糖基和磷酸基组成的骨架。

3. 碱基位于双螺旋的内侧

DNA 的 2 条链中的嘌呤和嘧啶以其疏水的、近于平面的环形结构彼此密切靠近。这个平面与双螺旋的长轴相垂直。

4. 在同一平面上,嘌呤与嘧啶之间以氢键相连

DNA 的 2 条链之间的结合遵循碱基配对法则,即:A 与 T 之间通过 2 个氢键配对,G 与 C 之间通过 3 个氢键配对(见图 2-11)。每一螺旋周平均有 10.5 个碱基对。

5. 具有大小两个沟

DNA 两条链之间在空间上形成大沟(major groove)和小沟(minor groove)各 1 条。

6. 维系 DNA 双螺旋稳定依靠横向力量和纵向力量

DNA 的稳定依赖于横向配对碱基对之间的氢键和纵向的碱基对层间的堆积力(base stacking force)。

(三)DNA 双螺旋结构模型的意义

1. 说明了 DNA 的结构与功能的关系

DNA 双螺旋结构是生理状态下最稳定的结构,与 DNA 作为复制和转录的模板有着密切关系。因为 DNA 双链是通过碱基配对法则结合的,所以一条 DNA 链的碱基序列决定着另一互补 DNA 链的碱基序列。

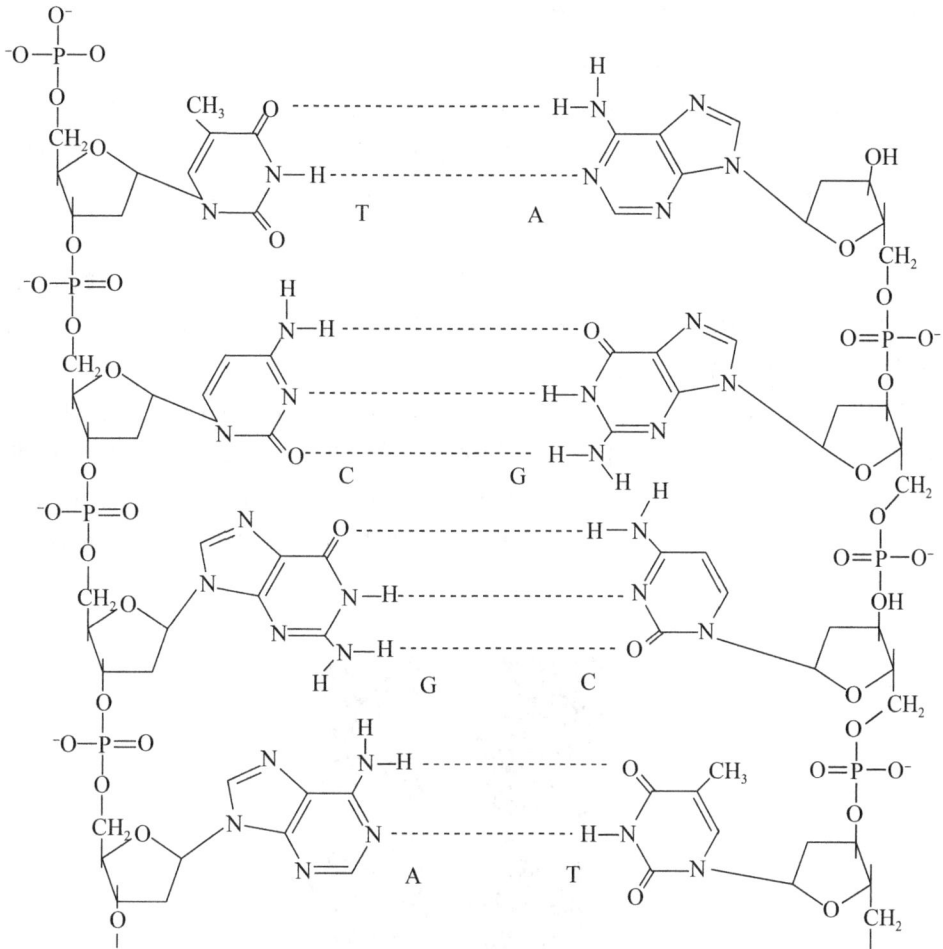

图 2-11　DNA 的碱基配对法则

　　提出 DNA 双螺旋结构最深刻的意义在于：确立核酸作为遗传信息分子的结构基础，从而最终确定核酸是遗传的物质基础，为认识核酸与蛋白质的关系及其在生命活动中的作用奠定了最重要的基础。

　　2.带动分子生物学迅速兴起，引发生命科学的深刻革命

　　DNA 双螺旋结构模型的提出促进了以 DNA 重组技术为核心的生物工程的发展，使人们有可能按照自己的意愿设计和改造基因甚至一些生物品种，以深入了解基因的结构和功能，对遗传学、医学、生物学、农学等学科的发展均有重大的推动作用。

　　3.在哲学和方法论上具有重大意义

　　DNA 双螺旋结构模型的建立推动了在分子水平上对生命本质的研究，从而为揭示生命与非生命、低等生物与高等生物的区别和联系提供了基础，促进了物理学、化学、生物学等各学科的密切协作，同时催生了许多新理论、新技术和新方法，促进了科学的发展和社会的进步。

　　以 DNA 双螺旋结构模型的提出为标志的现代分子生物学的发展推动了人们对生命本质、遗传与变异以及偶然与必然的讨论，展开了唯物论与唯心论、辩证法与形而上学的

斗争,从而推动辩证唯物主义的深入发展。

(四)DNA 的其他双螺旋形式

沃森和克里克提出的 DNA 双螺旋结构模型属于 B 型双螺旋,它是以在生理盐水溶液中提取的 DNA 纤维在相对湿度 92% 下进行 X 线衍射图为依据所推测出来的,这是DNA 分子在水性环境和生理条件下最稳定的结构。除 B-DNA 外,还有 A-DNA、Z-DNA等多种形式。

在相对湿度 75%,以钾或铯作为反离子时,DNA 分子的 X 线衍射图呈现的是 A 构象的 DNA 结构。与 B-DNA 结构不同的是,在 A-DNA 的结构中,每螺旋周含 11 个碱基对,小沟较宽、较浅,大沟则较窄、较深。

1978 年,里奇(A. Rich)等在研究人工合成的寡六聚体(CGCGCG)单晶体的 X 线衍射图谱时发现,这种六聚体的构象是左手双螺旋。分子长链中磷原子不是平滑延伸而是锯齿形排列,呈"Z"形,因而称之为 Z-DNA(zigzag DNA)。这种构象的重复单位是二核苷酸,只有一个狭而深的螺旋沟(见图 2-12)。这种螺旋的螺距约为 4.56nm,直径为1.84nm,每个螺旋周含 12 个碱基对。

图 2-12　B-DNA 和 Z-DNA 的结构

碱基组成是影响 DNA 双螺旋呈现不同形式的重要因素,如:单链上出现嘌呤与嘧啶交替排列时容易形成 Z-DNA,而 A-T 含量多的 DNA 片段则常呈 B-DNA。

二、DNA 的三级结构

在细胞内,DNA 分子在双螺旋的基础上进一步扭曲盘绕形成三级结构(tertiary structure)。DNA 三级结构的主要形式是 DNA 超螺旋(supercoil)。

按螺旋方向的不同,DNA 超螺旋可分为正超螺旋(positive supercoil)和负超螺旋(negative supercoil)两种形式。正超螺旋的方向与 DNA 双螺旋的方向相同,即为右手螺旋。负超螺旋的方向与 DNA 双螺旋的方向相反,即为左手螺旋。负超螺旋是人体中最常见的 DNA 超螺旋形式。由于 DNA 负超螺旋方便解开双螺旋,所以有利于 DNA 行使其复制和转录功能。DNA 拓扑异构酶在 DNA 各种超螺旋的相互转化中发挥着重要作用。

三、染色体

(一)染色质

染色质(chromatin)是指在细胞分裂间期的细胞核内,由 DNA、组蛋白、非组蛋白及少量 RNA 组成的线性复合结构。染色体(chromosome)是细胞分裂中后期细胞核内,由 DNA、组蛋白、非组蛋白及少量 RNA 组成,经螺旋化、折叠、包装成的棒状小体。染色体是基因的主要载体。

(二)核小体

核小体(nucleosome)是构成染色质的基本结构单元,是由大约 200 碱基对(base pair,bp)的 DNA 片段和多个组蛋白组成的大分子复合物。

在人体细胞核内,复制完成的 DNA 先紧密压缩成核小体,然后核小体折叠成每圈 6 个核小体、直径 30nm 的纤维状结构,纤维状结构再扭曲成襻状结构,而许多襻状结构环绕形成棒状的染色体,最终将近 1m 长的 DNA 压缩至原来的约 1/10000(见图 2-13)。因此,在仅仅 6~7μm 的人体细胞核内可容纳约 4cm 长的染色体。

组蛋白(histone)是一种碱性蛋白质,富含碱性氨基酸赖氨酸和精氨酸,这为其结合酸性的 DNA 奠定了基础。组蛋白有 5 种类型:H1、H2A、H2B、H3 和 H4。核小体由核心颗粒(core particle)和连接区(linker section)两部分组成。约 146bp 的 DNA 片段与组蛋白八聚体(H2A、H2B、H3 和 H4 各两分子)组成核小体的核心颗粒;核心颗粒之间通过约 50bp 的 DNA 片段连接区形成串珠样的结构,而组蛋白 H1 则结合在连接区上。

图 2-13　从 DNA 到染色体的图示

四、RNA 的高级结构

(一)RNA 的二级结构

RNA 的二级结构是由 RNA 链内碱基配对形成的局部二级结构。

人体 mRNA 除了有些区段可以形成局部双螺旋以外,在二级结构上没有共同的规律。人体 18S rRNA 由多个茎-环结构组成,呈花状。对于人体 tRNA 具有特征性的二级结构,在此做重点介绍。

tRNA 分子通过碱基配对可形成局部双螺旋结构,而未配对部分则形成环。由局部双螺旋和环相连形成的核酸结构称为茎-环结构(stem-loop structure)或发夹结构(hairpin structure)。

人体 tRNA 的二级结构为三叶草形(cloverleaf pattern)[见图 2-14(a)]。在此结构中,有 3 个环、4 个臂和 1 个附加叉。第一个环因为有二氢尿嘧啶(DHU),故被称为 DHU 环;第二个环因包含反密码子(anticodon),故被称为反密码子环;第三个环包含胸腺嘧啶(T)、假尿嘧啶(Ψ)和胞嘧啶(C),故被称为 TΨC 环。与这三个环相连的双螺旋结构分别称作对应的三个臂(DHU 臂、反密码子臂和 TΨC 臂),另一臂因为通过 CCA-OH 与氨基酸相连,所以被称作氨基酸臂。附加叉是反密码子环与 TΨC 环之间的结构,它的核苷酸数目因 tRNA 不同而不同,所以又称之为可变叉。

(二)RNA 的三级结构

在 RNA 的三级结构中,tRNA 的三级结构最具有代表性,呈现倒"L"形[见图 2-14 (b)]。在该结构中,氨基酸臂和反密码子环分别位于两端,而 DHU 环和 TΨC 环相互靠近。维系这种三级结构的力量主要来自核苷酸之间形成的氢键。

图 2-14　tRNA 的高级结构

第四节　核酸的理化性质

一、核酸的基本理化性质

(一)高分子性质

核酸是以多个核糖核苷酸或脱氧核糖核苷酸为基本结构单位,按照一定顺序通过 $3',5'$-磷酸二酯键连接而成的生物大分子。因此,核酸具有高分子物质的基本性质,表现为黏度极大。

(二)酸性

在核酸的分子构成中有许多磷酸基团,因而核酸具有较强的酸性。常利用酸性特性分离和鉴定核酸。例如:使用电泳方法分离和分析核酸时,就要将碱性缓冲液作为电极缓冲液,这样便可让核酸分子带负电荷;样品点样在负极端,通电后,核酸就可以向正极方向泳动。

（三）紫外吸收特性

由于核酸分子中的碱基具有共轭双键，所以核酸溶液在 260nm 处具有最大吸收峰。核酸的这一紫外吸收特性被常用于定性和定量分析核酸。

二、核酸变性

（一）核酸变性的概念

在某些理化因素（温度、pH、离子强度）的作用下，核酸分子互补碱基对之间的氢键断裂、碱基堆积力破坏，DNA 双螺旋或 RNA 的局部双螺旋结构松散，变为单链的过程称为核酸变性（nucleic acid denaturation）。

（二）核酸变性的本质

核酸变性的本质是高级结构的破坏，但不涉及其一级结构的改变。因此，凡是能破坏双螺旋稳定性的因素均可引起核酸变性。

（三）引起核酸变性的因素

引起核酸变性的因素有物理因素和化学因素。破坏氢键，妨碍碱基堆积作用和增加磷酸基团静电斥力的因素都能造成核酸变性。

引起核酸变性的物理因素主要是加热。

引起核酸变性的化学因素较多，包括碱性试剂（如 NaOH）、有机试剂（甲醇、乙醇、尿素及甲酰胺）等。

（四）核酸变性的结果

核酸变性后，其生物学功能将部分或全部丧失；理化性质也会发生较大的变化。

1. 黏度下降

核酸是多聚体，黏度较高。变性后由紧密的刚性双螺旋结构或局部双螺旋结构变为柔软而松散的单链线性结构，表现为黏度明显下降。

2. 旋光性改变

DNA 变性后，分子的对称性及分子局部的构象发生改变，使核酸溶液的旋光性发生变化。

3. 增色效应

增色效应（hyperchromic effect）是指在核酸解链过程中，核酸分子在 260nm 处的吸光度随解链程度增加而上升的现象。

增色效应以 DNA 分子最明显。在 DNA 双螺旋结构中，碱基深藏在分子的内部，变性后 DNA 双螺旋解开、碱基外露，有利于其吸收紫外线，所以 DNA 分子产生增色效应。

溶液中核酸分子在 260nm 处的吸光度随温度变化而变化的曲线称为解链曲线（melting curve）。如果从一定温度开始连续加热核酸溶液，核酸就会逐渐解链；当温度升高到一定高度时，核酸溶液在 260nm 处的吸光度突然明显上升至最高值；随后，即使温度继续升高,吸光度也不再出现明显变化。若以温度对核酸溶液的紫外吸光度(A_{260})作图,便可得到一条 S 形的核酸解链曲线(见图 2-15)。

从解链曲线中可以看出,核酸由开始变性到彻底变性是在一个很窄的温度范围内完成的。双链核酸分子在解链过程中,在 260nm 处的吸光度变化达到最大变化值的一半时所对应的温度称为解链温度(melting temperature),用 T_m 表示。每种核酸分子在一定条件下都有其特征性的 T_m 值。

核酸分子的 T_m 值与其碱基组成有密切关系。由于核酸分子中 G 与 C 之间有 3 个氢键,所以 T_m 值与 G+C 比例成正相关,其 G+C 含量越高,T_m 值也越大。

计算 DNA T_m 值的经验公式为:

$$T_m = 69.3 + 0.41 \times (G+C)\%$$

小于 20bp 寡核苷酸的 T_m 的计算公式为:

$$T_m = 4 \times (G+C) + 2 \times (A+T)$$

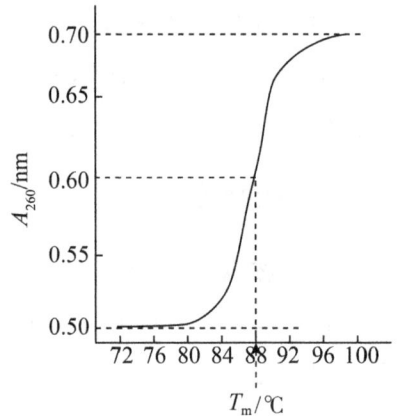

图 2-15　核酸的解链曲线

三、核酸复性

(一)核酸复性的概念

核酸复性(nucleic acid renaturation)是指在适当条件下,变性核酸的两条互补链全部或部分重新恢复到天然构象的过程。从核酸变性和核酸复性的定义可知,核酸复性是核酸变性的逆过程。

热变性后的单链核酸经过缓慢降温后形成互补双链的过程称为退火(annealing)。只要有碱基配对的序列基础,退火可发生在同一来源或不同来源的核酸链之间。核酸退火可以形成双链 DNA 分子、双链 RNA 分子或 DNA-RNA 杂交分子。

(二)影响核酸复性的因素

核酸复性受多种因素的影响,以下重点介绍 4 种因素。

1. 温度

在影响核酸复性的各种因素中,温度是需要重点考虑的因素之一。核酸复性的最佳温度比 T_m 低 25℃左右。若偏离最佳温度太远,核酸复性效果就不佳。因为在聚合酶链反应(polymerase chain reaction,PCR)和核酸杂交过程中,核酸复性是关键步骤之一,所以做这些实验时,就需要仔细考虑复性的温度。

2. 速度

核酸复性时温度下降要缓慢,这样复性才全面。若核酸加热后迅速冷却至 4℃以下,核酸复性几乎不可能发生。在做核酸杂交实验时,常根据这一特点来制备核酸探针,以便使探针保持单链状态,这样有利于其与具有互补序列的目标序列杂交。

3.核酸浓度

核酸浓度越高,溶液中核酸分子数就越多,核酸分子间相互碰撞结合的机会也越大,因此,核酸复性也更容易发生。

4.一级结构的复杂程度

核苷酸组成比较单一的核酸分子(如分别由多聚 G 和多聚 C 组成的两条单链),在复性时互补碱基的配对较容易且快速;而核苷酸组成较复杂的序列,复性则困难得多。

四、核酸杂交

不同来源的两条核酸单链通过互补碱基对形成核酸双链的过程称为核酸杂交(nucleic acid hybridization)。

核酸杂交可以发生在 DNA 与 DNA 之间、RNA 与 RNA 之间和 DNA 与 RNA 之间,所以有 DNA-DNA、DNA-RNA 和 RNA-RNA 三种核酸杂交类型。核酸杂交技术是研究核酸结构和功能的常用手段之一。核酸杂交是许多分子生物学技术的基础,在生物学和医学研究领域中,以及临床分子诊断中应用日益广泛。由于核酸杂交具有序列特异性,利用核酸杂交技术可以定位分析基因、研究核酸分子间的同源性(homology)、检测样品中是否存在特定核酸序列,等等。

核酸探针是核酸杂交的基本条件。核酸探针(nucleic acid probe)是指能与特定目标核酸序列发生杂交,并含示踪物的核酸片段(DNA 或 RNA)。制备核酸探针的常用方法有:使用 DNA 聚合酶、RNA 聚合酶、DNA 连接酶或者 RNA 连接酶对一小段核酸(即寡聚核苷酸)用同位素、生物素、地高辛或荧光染料标记在它的末端或全链上。

做核酸杂交实验时,先把待测核酸变性并吸附在滤膜(例如硝酸纤维素膜或尼龙膜)上;然后共同培育滤膜与探针一段时间;如果探针的序列与待测核酸的序列有完全或部分碱基互补,探针就可以结合到待测核酸的相应序列位置,经过放射自显影或化学显色方法就可以知道两者间是否具有同源性(见图 2-16)。

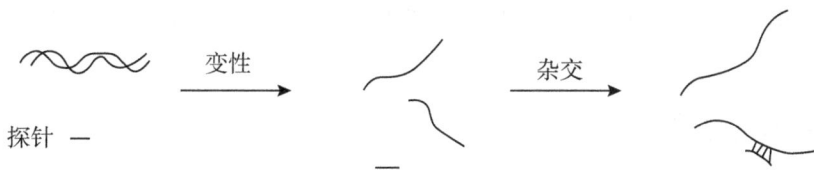

图 2-16　核酸杂交

第五节　基因和基因组

一、基因的基本概念

基因(gene)是编码蛋白质或 RNA 等具有特定功能产物的遗传信息基本单位,是染色体或基因组的一段 DNA 序列;对以 RNA 作为遗传信息载体的 RNA 病毒而言,则是

RNA 序列。基因包括编码序列(外显子)、编码区前后对于基因表达具有调控功能的序列和编码序列间的非编码序列(内含子)。基因经过复制可以把遗传信息遗传给子代,经过转录和翻译可以指导生命活动所需的各种蛋白质的合成。

基因的概念随着遗传学、生物化学与分子生物学的发展而不断完善。从遗传学的角度说,基因是生物的遗传物质,是遗传的基本单位;从分子生物学的角度说,基因是携带遗传信息的 DNA 序列或 RNA 序列。

二、基因的基本特性

基因主要有以下 3 个基本特性。

(一)复制特性

复制(replication)是指 DNA 或 RNA 基因组以亲代核酸链为合成模板,按照碱基互补配对原则合成子代核酸链进行扩增的过程。DNA 通过以其自身为模板合成两分子完全相同的 DNA 分子,保证了亲代的遗传信息稳定地遗传到子代中去。RNA 也可通过复制(以 RNA 为模板合成 RNA)或逆转录(以 RNA 为模板合成 DNA)过程把遗传信息一代一代地传下去。

(二)决定表型

表型(phenotype)是指由构成基因型的等位基因的优势关系,以及与环境相互作用使机体所产生的、可观察或测定的特征。基因通过转录和翻译等过程把基因中的核苷酸排列顺序转变为蛋白质中氨基酸的排列顺序,决定了各种蛋白质的功能,体现出种种性状(表型)。但有时在不同的环境条件下,相同的基因型可以出现不同的表型,不同的基因型也可能出现相同的表型。

(三)突变特性

基因突变(gene mutation)是指基因组的碱基对组成或排列顺序发生改变的现象。突变是生物进化、细胞分化的分子基础,是一种自然现象。但是,有些突变也可引起人类疾病。

三、基因的分类

基因按其功能可分为结构基因、调节基因和 RNA 基因三类。

(一)结构基因

结构基因(structural gene)一般指能转录成 mRNA 并通过 mRNA 指导蛋白质或多肽链合成的基因。1941 年,比德尔(G. W. Beadle)和塔特姆(E. L. Tatum)提出的"一个基因一个酶"的假说中所指的基因就是结构基因。人体内形形色色的蛋白质是结构基因表达的产物。

(二)调节基因

调节基因(regulatory gene)是指控制结构基因或 RNA 基因表达的基因。这类基因可以调节转录起始和产物合成速率,或能影响其他基因的活性。

(三)RNA基因

RNA基因是指只转录而不翻译的基因,如:指导rRNA合成的DNA序列——rRNA基因(rDNA);指导tRNA合成的DNA序列——tRNA基因(tDNA);等等。这类基因中有些基因具有高度重复序列。

四、基因组的概念

基因组(genome)是生物体或细胞中一套完整单体具有的遗传信息的总和。绝大多数生物的基因组由双链DNA组成,只有某些病毒的基因组是由双链或单链RNA组成的(这类病毒属于RNA病毒)。基因组包括编码基因、非编码基因和线粒体(或叶绿体)DNA。人类基因组(human genome)是人类遗传信息的总和,包括两个相对独立而又相互关联的基因组:核基因组(染色体基因组)和线粒体基因组。

人类基因组的结构比较复杂,具有以下4个特点。

(一)结构庞大

人类基因组结构庞大(见图2-17)。

图2-17　人类基因组的组成

具体体现在以下几方面。

(1)一级结构复杂。人类染色体基因组DNA由31.647亿个碱基对组成。在全部基因组中,有约2万个蛋白质编码基因,其他序列为非编码序列、调控序列、功能不详序列或无功能的序列。

(2)与蛋白质结合。在高级结构方面,人体的主要遗传物质与组蛋白等构成染色质,被核膜包裹在核内;人体染色体是二倍体。

(3)有核外遗传物质。人类有存在于线粒体中的环状线粒体DNA(mitochondrial

DNA,mtDNA)。人类线粒体 DNA 的长度为 16569bp,含有 37 个基因(其中,13 个基因编码 ATP 合成有关的酶和蛋白质、22 个为 tRNA 基因、2 个为 rRNA 基因)。mtDNA 具有自我复制和转录功能,其结构比较简单,也没有组蛋白质包裹。

(二)具有较多重复序列

重复序列(repetitive sequence)是基因组中重复出现的核苷酸序列。这些序列一般不编码多肽或蛋白质,在基因组内可成簇排布,也可散布于基因组中。人体基因组中有许多以一定核心序列串联起来的重复序列。根据重复序列在基因组中出现的次数,可将 DNA 分为高度重复序列、中度重复序列和单一序列。

(1)高度重复序列(highly repetitive sequence):基因组中有数千个到几百万个拷贝的 DNA 序列。重复序列的长度为 5~500bp,约占基因组的 20%。

(2)中度重复序列(moderately repetitive sequence):基因组中有十个到几千个拷贝的 DNA 序列。重复序列的平均长度约 300bp,约占基因组的 20%。

(3)单一序列(unique sequence):在基因组中只含有一个拷贝的 DNA 序列,又称单拷贝序列(single-copy sequence)。一般为蛋白质编码的基因。miRNA 和 lncRNA 基因也属于单一系列。

重复序列对 DNA 复制、RNA 转录调控等具有一定的作用 DNA 重复序列的存在是个体间呈现 DNA 多态性现象的主要原因之一。分析人类 DNA 多态性在医学、法医学、遗传学和人类学等领域具有应用价值。

DNA 多态性(DNA polymorphism)是指群体内某个基因座存在 2 个或多个等位基因而造成的同种 DNA 分子的多样性。DNA 多态性是单一基因座等位基因变异性在群体水平的体现。凡在群体中出现频率大于 1% 的等位基因变异体,不论其是正常的还是具有致病性的,均称为 DNA 多态性;频率低于 1% 的变异体,则考虑为 DNA 突变。

(三)属于单顺反子

顺反子(cistron)是编码多肽链的一个遗传功能单位,即转录单位,是基因的一个旧名称,它是遗传物质的最小单位。一个顺反子上的一段多核苷酸编码一个特定多肽链的氨基酸序列。

人类的一个结构基因的初级转录物往往加工成一个 mRNA 分子,一般只翻译出一条多肽链,所以其结构基因属于单顺反子。单顺反子(monocistron)是指只编码一条多肽链的顺反子。

(四)存在基因断裂现象

断裂基因(split gene)是指编码序列不连续、被若干个非编码区分割的基因。基因的断裂现象是人类及其他真核生物区别于原核生物的重要特征之一。

断裂基因中的编码序列称为外显子(exon)。外显子既是指基因的 DNA 编码序列,也可是指其转录物的核苷酸序列。对于前体 mRNA,经过剪接把外显子连接在一起,生成成熟的 mRNA 分子,进而作为模板指导蛋白质的合成。断裂基因中的非编码序列称为内含子(intron)。

对于真核生物,在基因转录过程中,外显子和内含子均被转录,但转录生成的初级转录物要经过切除内含子和拼接外显子等步骤,才能生成成熟的有功能的 RNA。

思考题

1. DNA 和 RNA 在碱基组成上有何异同点?
2. 如何对非编码 RNA 进行分类?
3. 试述 DNA 双螺旋结构模型的主要内容。
4. 核酸变性的结果有哪些?
5. 基因的基本特性有哪些?
6. 什么是基因组?人类基因组有哪些特点?

参考答案

(郭 杰)

第三章 基因的功能

生命的基本特征是具有物质的、能量的和信息的变化。生物体内物质代谢和能量代谢统称为新陈代谢（metabolism），主要包括物质消化、吸收、合成、分解、转化，能量的生成与利用等，是生物体从环境摄取营养物质转化为自身物质，同时将自身原有组成物转变为废物排出到环境中的不断更新的过程。

生命信息的变化包括两方面的内容。①遗传信息的贮存与传递。遗传学家经过长期的研究证明，遗传信息的载体是 DNA（或 RNA），遗传信息存在于 DNA（或 RNA）的核苷酸排列序列中。基因是有遗传效应的 DNA 或 RNA 片段，经过复制可以把遗传信息在同种生物中贮存下来，并由亲代传递给子代，可以保证同种生物相对稳定地一代一代繁殖下去。②遗传信息的表达。生物个体内遗传信息决定它的性状和特征。经过转录和翻译，可以保证支持各种生命活动所需的形形色色的蛋白质在细胞内有序地合成。因此，基因（DNA 或 RNA）既是生命遗传繁殖的物质基础，又是个体生命活动的基础。人体遗传信息传递的基本方向是从 DNA 到 RNA，再到蛋白质。

第一节 生命的遗传物质

生命（包括人类）的遗传物质是什么呢？人们为了正确地回答这个问题，经历了漫长的探索过程。首先，人们推测在生命出现之前，地球上有可能有水、二氧化碳、甲烷和氨等简单化合物。于是，一些科学家试图模仿地球在远古时代所具有的化学条件来揭示生命的本质。他们把这些简单的物质放入一个烧瓶中，并提供在原始时代闪电时常见的紫外线或电火花。数周后，从瓶中发现了蛋白质的基本组成单位——氨基酸。于是，人们便认为蛋白质是生命的遗传物质。但后来，人们在实验室里模拟生命存在之前地球的化学条件时，获得了组成核酸的碱基。随着人们对生命现象认识的不断深入和发展，特别是1953 年沃森和克里克提出的 DNA 双螺旋结构模型，为揭示生命的遗传物质和遗传信息的传递规律奠定了基础。

现代科学认为，生物体的遗传物质是核酸。绝大多数生物（包括人类）的遗传物质是DNA，少数简单生物的遗传物质是 RNA。

"生命是蛋白体的存在方式。"现代科学认为"蛋白体"应包括核酸和蛋白质。因此可以这样理解，生命是核酸和蛋白质的存在方式，生命离不开核酸和蛋白质这两种主要的生物大分子。核酸和蛋白质各有其结构特征，分别行使不同的生理功能。核酸具有传递遗传信息等功能，而蛋白质几乎与一切生理过程有关。两者相互配合，实现人体的生长、发育、代谢、运动、繁殖、遗传等种种丰富多彩的生命过程。

第二节　DNA 的功能

DNA 分子上的各个功能元件,以核苷酸排列的方式,储存着生物体内所有的遗传信息。DNA 的主要功能是用作复制和转录的模板。

(一)DNA 的复制功能

DNA 复制(DNA replication)是指遗传信息从亲代 DNA 传递到子代 DNA 的过程,也就是以亲代 DNA 两条链为模板,按照碱基配对法则(A—T、C—G 配对)合成子代 DNA 分子的过程,其中每一个子代 DNA 分子包含一条亲代链和一条新合成的链。通过一次 DNA 的合成,DNA 分子由 1 个分子变成了 2 个完全相同的分子;而这 2 个子代 DNA 分子中包含的遗传信息与亲代 DNA 分子所携带的遗传信息完全一样,体现了子代 DNA 序列与亲代 DNA 序列的一致性,具有高保真性。通过 DNA 的复制,人体的遗传信息可以一代一代地传下去,保持人类的延续性。

(二)DNA 的转录功能

转录(transcription)是指以 DNA 为模板,按照碱基配对法则(A—U、T—A;C—G 配对)合成 RNA 分子的过程。通过转录,DNA 分子中的碱基序列转录成 RNA 中的碱基序列。转录生成的 mRNA、tRNA 和 rRNA 均与蛋白质的合成有密切关系,而蛋白质是各种生命活动的基础。因此,DNA 分子上包含的遗传信息是决定蛋白质中氨基酸序列的原始模板,它在生命活动中起决定性作用。

第三节　RNA 的功能

对人类而言,DNA 是遗传信息的携带者,而遗传信息通常由蛋白质来体现。但 DNA 不是合成蛋白质的直接模板,mRNA 才是指导蛋白质合成的直接模板。人体中的 RNA 的种类有多种,其功能也不同(见表 3-1 和图 3-1)。

表 3-1　人体一些 RNA 的功能

RNA 名称	细胞核和细胞质	线粒体	功能
信使 RNA	mRNA	mt mRNA	蛋白质合成的直接模板
核糖体 RNA	rRNA	mt rRNA	与蛋白质结合组成核糖体,作为蛋白质合成的场所
转运 RNA	tRNA	mt tRNA	转运氨基酸到核糖体上
核不均一 RNA	hnRNA		经加工产生成熟 mRNA
核内小 RNA	snRNA		参与 hnRNA 的加工和转运

注:hnRNA,heterogeneous nuclear RNA,核不均一 RNA。

图 3-1　ncRNA 的部分功能

注：SRP,signal recognition particle,信号识别颗粒；TF,transcription factor,转录因子。

传统遗传学中心法则中，遗传信息的传递方向基本上是从 DNA 到 RNA 再到蛋白质(粗黑线)，而只有蛋白质可以控制基因的表达(细黑线)。这种模型因为 ncRNA 的发现而被完善，ncRNA 可以从多种层次调控基因的表达(虚线)，从而组成一个复杂而整合的基因表达调控网络。

一、mRNA 的功能

在真核生物中，由于 DNA 在细胞核内，而蛋白质的合成主要在细胞质中进行，所以 RNA 在把 DNA 上的核苷酸排列顺序转变为蛋白质中的氨基酸排列顺序中起着非常重要的作用。mRNA 的功能就是把核内 DNA 的核苷酸排列顺序，按照碱基配对法则，转录并转送到胞质中，作为蛋白质合成的模板，最终指导蛋白质的合成。

mRNA 指导蛋白质合成的作用是通过密码子来实现的。密码子(codon)是指在翻译过程中 mRNA 可读框内被连续阅读的 3 个相邻核苷酸。有 64 种密码子，构成一套遗传密码，其中有 61 个氨基酸密码子(包括起始密码子)和 3 个终止密码子，决定多肽链的组成以及翻译的起始和终止(见表 3-2)。

表 3-2　遗传密码表

第一个核苷酸 5′	第二个核苷酸				第三个核苷酸 3′
	U	C	A	G	
U	苯丙氨酸	丝氨酸	酪氨酸	半胱氨酸	U
	苯丙氨酸	丝氨酸	酪氨酸	半胱氨酸	C
	亮氨酸	丝氨酸	终止密码子	终止密码子	A
	亮氨酸	丝氨酸	终止密码子	色氨酸	G
C	亮氨酸	脯氨酸	组氨酸	精氨酸	U
	亮氨酸	脯氨酸	组氨酸	精氨酸	C
	亮氨酸	脯氨酸	谷氨酰胺	精氨酸	A
	亮氨酸	脯氨酸	谷氨酰胺	精氨酸	G

续表

第一个核苷酸5′	第二个核苷酸				第三个核苷酸3′
	U	C	A	G	
A	异亮氨酸	苏氨酸	天冬酰胺	丝氨酸	U
	异亮氨酸	苏氨酸	天冬酰胺	丝氨酸	C
	异亮氨酸	苏氨酸	赖氨酸	精氨酸	A
	甲硫氨酸	苏氨酸	赖氨酸	精氨酸	G
G	缬氨酸	丙氨酸	天冬氨酸	甘氨酸	U
	缬氨酸	丙氨酸	天冬氨酸	甘氨酸	C
	缬氨酸	丙氨酸	谷氨酸	甘氨酸	A
	缬氨酸	丙氨酸	谷氨酸	甘氨酸	G

遗传密码具有连续性、简并性、摆动性和通用性4个特点。

1. 连续性

密码子的3个核苷酸不间断，密码子间无标点符号，称为连续性(commaless)。在读密码子时需先找到一个正确的起始位点(起始密码子)，然后每3个一组连续读下去。

2. 简并性

从遗传密码表(表3-2)可知，除色氨酸和甲硫氨酸仅有一个密码子外，其他氨基酸可有多个密码子，这个特点称为密码子的简并性(degeneracy)。代表同一种氨基酸的密码子中，常常第一、二个核苷酸相同，有所不同的是第三个核苷酸。由于遗传密码子具有简并性，密码子第三位核苷酸改变，往往不会影响氨基酸用于翻译。

3. 摆动性

mRNA上的密码子与tRNA上的反密码子进行碱基配对时，有时会出现不遵守碱基配对法则的情况，这就是密码子的摆动性(wobble)(见表3-3)。这种摆动性往往见于密码子的第三个核苷酸与反密码子的第一个核苷酸之间。

表3-3　密码子与反密码子配对时常见的摆动现象

配　对	碱　基		
反密码子	I	U	C
密码子	A、C、U	A、G	C、G、U

4. 通用性

所有生物从最低等的病毒直至人类，蛋白质合成都使用同一套遗传密码，这种特点被称为密码子的通用性(universal)。这一特点为在基因工程技术中使用原核表达体系生产人源性蛋白质创造了基本条件。但动物细胞的线粒体和植物细胞的叶绿体所用的遗传密码与通用遗传密码稍有不同，有非通用遗传密码子(见表3-4)。

表 3-4　通用遗传密码子与人线粒体遗传密码子间的差异

遗传密码子	通用遗传密码子	人线粒体遗传密码子
UGA	终止密码子	色氨酸
AGA、AGG	精氨酸	终止密码子
AUA	异亮氨酸	甲硫氨酸、起始密码子
AUG	甲硫氨酸、起始密码子	起始密码子
AUU	异亮氨酸	起始密码子

二、tRNA 的功能

tRNA 是蛋白质合成过程中的接合器分子,它一方面通过其反密码子与 mRNA 的密码子间碱基配对;另一方面通过其 3′末端的 CCA—OH 结构与氨基酸结合起来。这样,通过 tRNA 的接合作用,把 mRNA 上的遗传信息与蛋白质上的氨基酸排列顺序有机地联系起来。

tRNA 与氨基酸的结合反应是在特异的酶——氨基酰 tRNA 合成酶的催化下进行的。这类酶具有两个重要的特性。

(1)绝对专一性。一种氨基酰 tRNA 合成酶只能催化一种氨基酸与一种 tRNA 结合生成一种氨基酰 tRNA。

(2)校正活性。若与密码子不符的氨基酸与 tRNA 结合,可被此酶的酯键水解活性水解下来并与正确的氨基酸结合。

由于有这两个特性,保证了翻译过程的可靠性。

人体中 tRNA 的数目多于氨基酸的数目,所以一种氨基酸有多个 tRNA 来携带;一种 tRNA 仅能携带一种氨基酸。tRNA 携带氨基酸到核糖体上,为蛋白质合成提供原料。

三、rRNA 的功能

rRNA 与多种蛋白质结合组成核糖体(ribosome),而核糖体是蛋白质合成的场所。存在于核糖体中的蛋白质称为核糖体蛋白(ribosomal protein,rp)。在结构上,核糖体由大、小亚基构成。分布在核糖体大亚基的蛋白质称为 rpl(ribosomal proteins in large subunit),而在小亚基的则称为 rps(ribosomal proteins in small subunit)。

人类核糖体小亚基含 18S rRNA 和 30 多种 rps,大亚基含 28S、5.8S 和 5S 3 种 rRNA 以及近 50 种 rpl。rRNA 在形成核糖体的立体结构上起决定性作用,核糖体上的各种成分按一定的规律排列在一起,相互配合,有力地促成由 tRNA 携带来的氨基酸按照 mRNA 的遗传密码正确地聚合成多肽链。

四、miRNA 的功能

miRNA 的生物学功能是通过与靶 RNA 结合来实现的,它们主要起负性调控基因表达的功能。miRNA 的靶 RNA 可以是各种类型的 RNA,其基本条件是两者间有完全或部分碱基互补序列。当 miRNA 与靶 RNA 结合后,与 Ago 蛋白结合形成 RNA 诱导沉默复合物(RNA-induced silencing complex,RISC),然后水解靶 RNA 或者抑制核糖体滑动,发挥负调控基因表达的作用。

当 miRNA 与靶 mRNA 不完全互补时可在翻译水平上抑制基因表达(哺乳动物中比较普遍)。使用这种机制的 miRNA 结合位点通常在 mRNA 的 3′非翻译区(untranslated region,UTR)。如果 miRNA 与靶结合位点完全互补(或者几乎完全互补),那么这些 miRNA 的结合往往引起靶 mRNA 的降解(在植物中比较常见)。通过这种机制发挥作用的 miRNA 的结合位点通常都在 mRNA 的编码区或可读框(open reading frame,ORF)中。

每种 miRNA 可以有多个靶 RNA,而几种 miRNA 也可以调节同一个 RNA。这种复杂的调节网络既可以通过一种 miRNA 来调控多个基因的表达,也可以通过几种 miRNA 的组合来精细调控某个基因的表达,体现了基因表达调控网络的复杂性。

miRNA 在细胞生长、细胞凋亡、组织分化、神经元极性、激素分泌、大脑形态形成、心脏发生、胚胎发育和疾病发生等过程中发挥重要作用。例如:miR-181 控制血细胞分化为 B 细胞;miR-375 调节胰岛细胞发育和胰岛素分泌;miR-143 在脂肪细胞分化起作用;miR-1 与心脏发育有关;等等。

五、piRNA 的功能

piRNA 发挥其生物学作用的方式不同于 siRNA 和 miRNA 发挥作用的方式。后两者主要通过与 Ago 亚家族蛋白相互作用,而 piRNA 则是通过结合 Piwi 蛋白形成 piRNA 复合物来发挥基因沉默的作用。piRNA 具有下列生物学功能。

1.维持生殖干细胞活性

生殖干细胞的稳定和分化需要人体细胞中 *Hiwi* 基因的有效表达以形成干细胞巢。piRNA 的作用途径所需蛋白质的基因突变会导致生殖干细胞的缺失。

2.调控胚胎发育和保持种系 DNA 的完整性

大多数 piRNA 作用途径的异常可以引起发育特异性的缺陷。这些缺陷是由 DNA 损伤信号所产生的。piRNA 作用途径异常所引发的后果也像 DNA 修复机制相关基因发生的突变一样,将引起发育的缺陷。

逆转座子的活化可以引发 DNA 的损伤,而当 piRNA 作用途径发生异常时,转座子的高插入率就可以压制 DNA 的修复机制。在 piRNA 缺失时,马达动力蛋白机制可以将逆转座子 RNA 转运到逆转座子降解位点并在此处发生聚集。此外,piRNA 在 DNA 的修复过程和维持染色质结构对抗 DNA 损伤方面具有更直接的作用。piRNA 作用途径中相关基因的突变可以导致端粒保护机制缺失,进而在 DNA 断裂时发生染色体识别机制的终止,这将不利于维持 DNA 的完整性。

3.诱导蛋白质翻译过程的沉默

piRNA 在基因沉默方面的功能类似于 siRNA,与抑制翻译过程相比,更容易使转录物在翻译过程中降解。

piRNA 调控体系在基因表达调控中的主要作用是在于消除 mRNA 的翻译模板功能,遏制逆转录酶和转座酶等的活性。此外,除了基因沉默的负调控效应外,部分 piRNA 可能还有正调控效应,如增加 mRNA 的稳定性和翻译功能。

4. piRNA 参与表观遗传学调控

Hiwi 参与异染色质的形成,是表观遗传学中的调控因子。生殖细胞和体细胞中与转座子靶向介导的 piRNA 簇是保守的。这说明 piRNA 簇的结构与转座子是协同进化的。与其他大的基因家族相比,piRNA 基因簇没有单个基因簇的缺失。这说明 piRNA 基因簇是在进化中主动选择的结果。

六、lncRNA 的功能

lncRNA 具有广泛的生物学功能,其功能大致可以概括为:充当信号分子、分子诱饵作用、引导功能和参与组成染色质支架等 4 个方面(见图 3-2)。

图 3-2　lncRNA 的功能

1. 充当信号分子

许多 lncRNA 的生成具有组织和时间特异性,它们的表达是细胞针对特定刺激(如细胞应激和温度等)起反应的产物。因此,这些 lncRNA 可充当信号分子引起细胞功能发生变化。如:X 染色体失活特异转录物(X inactive specific transcript,XIST)等 lncRNA 可充当信号分子。

2.分子诱饵作用

有些 lncRNA 能与特定的 RNA 或蛋白质结合,然后使它们脱离原结合部位,从而降低其活性,这种现象被称为分子诱饵(molecular decoy),也称作拟态(mimicry)。具有分子诱饵的 lncRNA 被称为诱饵型 lncRNA。这些 lncRNA 可以像"海绵"一样结合、去除转录因子和染色质修饰分子,从而负控制基因表达。

lncRNA 分子诱饵作用不仅可发生在 lncRNA-mRNA 或者 lncRNA-蛋白质之间,还可以发生在 lncRNA-miRNA 之间。

肝癌高表达转录物(highly up-regulated in liver cancer,HULC)是一些 miRNA 的分子诱饵,它能够结合并抑制 miR-372 的活性,显示出内源性"海绵"作用。HULC 的表达上调可以抑制 miR-372 的表达,从而影响肝癌的发生过程。lncRNA 分子诱饵作用还涉及一些蛋白质,例如:原先与启动子结合的一些转录因子一旦与生长阻滞特异性转录物 5(growth arrest-specific transcript 5,GAS5)结合后离开启动子区,就不再具有调控下游靶基因的作用了。这种作用的发挥依赖于 GAS5 具有类似糖皮质激素受体 DNA 结合元件的茎—环结构。通过同样的原理,GAS5 还可以调节其他激素(如:雄激素、盐皮质激素和孕酮)受体。GAS5 与糖皮质激素受体的结合还受到糖皮质激素受体激动剂地塞米松(dexamethasone)的调控。同时,GAS5 还受到雷帕霉素(rapamycin)信号通路调节,可介导雷帕霉素对细胞周期的调控。

3.引导功能

有些 lncRNA 能引导一些核糖核蛋白复合体(ribonucleoprotein complex)中的成分定位到特别的染色质靶位点。这种效应能通过顺式作用(作用于临近基因)或反式作用(作用于远处基因)引起基因表达的变化。具有引导功能的 lncRNA 的代表有 HOXA 基因簇末端转录物(HOXA transcript at the distal tip,HOTTIP)等。

4.参与组成染色质支架

有些 lncRNA 支持着复杂的染色质复合物的包装,蛋白质因子结合 lncRNA 后会呈现新功能。某些 lncRNA 拥有不同的结构域,可以结合不同的蛋白质因子而激活或抑制转录。参与组成染色质支架形成的 lncRNA 有 HOX 转录反义基因间 RNA(HOX transcript antisense intergenic RNA,HOTAIR)和 INK4 基因座中反义非编码 RNA(antisense non-coding RNA in the INK4 locus,ANRIL)等。

总之,lncRNA 参与了广泛的生物学过程,如:ANRIL 和 HOTAIR 引起的表观遗传控制;GAS5 因分子诱饵作用引起的细胞凋亡和细胞周期改变;肺腺癌转移相关转录物 1(metastasis associated lung adenocarcinoma transcript 1,MALAT1)可调节 mRNA 的选择性剪接;β-位点淀粉样前体蛋白裂解酶-1 反义 RNA(β-site APP cleaving enzyme 1,BACE-1AS)导致的翻译抑制等(见图 3-3)。

图 3-3　lncRNA 参与细胞内的多种生物学过程

(一)lincRNA 的功能

lincRNA 是 lncRNA 中的一大类,也是目前功能研究得最清楚的一类 lncRNA。

1. 通过组蛋白修饰实现基因表达调控

组蛋白(histone,H)是在进化上非常保守的一组真核生物碱性蛋白质,其中碱性氨基酸(精氨酸和赖氨酸)约占 25%。组成核小体的组蛋白的核心部分状态大致是均一的,而游离在外的 N-端则可以受到多种多样的修饰。

组蛋白修饰(histone modification)是表观遗传调控的重要形式之一,主要的修饰形式有乙酰化、甲基化、磷酸化、腺苷酸化、泛素化和 ADP 核糖基化等,这些修饰都会影响基因的转录活性。

组蛋白甲基化是由组蛋白甲基化转移酶(histone methyltransferase,HMT)完成的。甲基化可发生在组蛋白的赖氨酸和精氨酸残基上,而且赖氨酸残基能够发生单、双、三甲基化,而精氨酸残基能够发生单、双甲基化。不同程度的甲基化极大地增加了组蛋白修饰及其调节基因表达的复杂性。甲基化的作用位点在赖氨酸(Lys,K)残基、精氨酸(Arg,R)残基的侧链 N 原子上。组蛋白 H3 的第 4、9、27 和 36 位,H4 的第 20 位赖氨酸残基;H3 的第 2、17、26 位及 H4 的第 3 位精氨酸残基都是甲基化的常见位点。

组蛋白甲基化状态会明显影响到相关基因的表达程度。精氨酸残基甲基化与基因激活相关,而 H3 和 H4 精氨酸残基的去甲基化与基因沉默相关。赖氨酸残基甲基化与基因表达程度的关系较为复杂,例如:H3 第 4 位的赖氨酸残基甲基化与基因激活相关,而第 9 位和第 27 位赖氨酸残基甲基化与基因沉默相关。此外,H4K20 的甲基化与基因沉默相关,H3K36 和 H3K79 的甲基化与基因激活有关。同时应当注意的是,甲基化个数与基因沉默和激活的程度相关。

有些 lincRNA 的功能与组蛋白的甲基化修饰有关。主要体现在组蛋白 3 第 4 位赖氨酸残基的三甲基化（H3K4m3）和第 36 位赖氨酸残基的三甲基化（H3K36m3）上。H3K4m3 和 H3K36m3 均可激活蛋白质基因和 lncRNA 的表达。

2.通过结合多梳抑制复合物抑制基因表达

研究发现，大约 20% lincRNA 可结合多梳抑制复合物（polycomb repressive complex,PRC）,尤其是 PRC2。lincRNA 直接结合 PRC 后形成的复合物（其中包括 H3K27 甲基化酶 EZH2、SUZ12 和 EED）能结合到特定的靶 DNA 片段,然后诱导组蛋白和染色质的结构变化,引起 H3K27 甲基化,最终抑制相关基因的转录活性。

（二）反义 lncRNA 的功能

与一些 linRNA 发挥作用时常通过反式作用（trans-acting）不同,反义 lncRNA 的作用方式是顺式作用（cis-acting）。反义 lncRNA 可通过改变染色质状态影响基因表达。反义 lncRNA 基因与编码基因有重叠,但它转录的方向相反。尽管有可能通过正义-反义配对结合形成以小干扰 RNA（small interfering RNA,siRNA）机制引起 mRNA 的降解,但主要引起正义转录（即蛋白质编码基因）启动子区组蛋白的修饰。反义 lncRNA 驱动 DNA 甲基化转移酶 3A（DNA methyltransferase 3A,DNMT3A）到蛋白质编码基因区,然后使组蛋白第 9 位和第 27 位赖氨酸残基或 CpG 岛甲基化,最终导致转录沉默（见图 3-4）。有些反义 lncRNA 也可导致异染色质,如:转录自抑癌基因 CDKN2B 和 CDKN2A 的

图 3-4　反义 lncRNA 介导的转录调控

(a)反义 lncRNA 由双向转录产生(反义用灰色表示,正义用黑色表示);(b)反义 lncRNA 与正义启动子相关转录子的同源序列结合,或者与未解链 DNA 的正链相互作用,招募一些染色质重构蛋白——DNA 甲基转移酶 3A(DNA methyltransferase 3A,DNMT3A)、Ago-1(Argonaute 1,Ago-1)、Zeste 同源物 2 增强子(enhancer of Zeste homolog 2,EZH2)、Suv39 h1、组蛋白脱乙酰酶 1(histone deacetylase 1,HDAC-1)和组蛋白甲基转移酶 G9A;(c)染色质重构复合物诱导局部染色质结构的变化,包括反义 lncRNA 靶位点的 DNA 甲基化。

ANRIL 可与色素框同源物 7(chromobox homolog 7,CBX7;PRC1 的一个亚基)相互作用而导致异染质形成,然后引起靶基因沉默。lincRNA 和反义 lncRNA 可归为染色质相关 RNA(chromatin-associated RNA,CAR),这是因为它们的功能主要依赖于 RNA 结合基因组 DNA 的能力和随后调节的染色质状态(常染色质或异染色质)。

有不少癌基因和抑癌基因转录出反义转录物(见表 3-5)。有些在肿瘤发生中起重要作用的基因会产生反义 lncRNA;一些抑癌基因在肿瘤细胞中的转录被沉默的原因之一就是由反义 lncRNA 介导。

表 3-5　产生反义 lncRNA 的肿瘤相关基因

基因符号	蛋白质的英文名称	蛋白质的中文名称
CDKN2B	cyclin-dependent kinase inhibitor p15INK4b	周期蛋白依赖激酶抑制因子 P15INK4b
CDKN2A	cyclin-dependent kinase inhibitor p16INK4a	周期蛋白依赖激酶抑制因子 P16INK4a
CDKN1A	cyclin-dependent kinase inhibitor p21/WAF1	周期蛋白依赖激酶抑制因子 P21/WAF1
p27KIP1	cyclin-dependent kinase inhibitor p27	周期蛋白依赖激酶抑制因子 P27
ARF	p14 ARF MDM2 inhibitor	P14ARF MDM2 抑制因子
TP53	p53 tumor suppressor protein	抑癌蛋白 P53
TP73	p73 tumor suppressor protein	抑癌蛋白 P73
p57KIP2	p57 tumor suppressor protein	抑癌蛋白 P57
TP63	p63 tumor suppressor protein	抑癌蛋白 P63
APC	adenomatous polyposis coli tumor suppressor protein	腺瘤样结肠息肉抑癌蛋白
WT1	Wilms tumor protein 1	肾母细胞瘤蛋白 1
BRCA1	breast cancer type 1 susceptibility protein	Ⅰ型乳腺癌易患蛋白
BRCA2	breast cancer type 2 susceptibility protein	Ⅱ型乳腺癌易患蛋白
MLH1	mutL homolog 1, mismatch repair protein	同源样 mutL 错配修复蛋白 1
VHL	von Hippel-Lindau tumor suppressor	脑视网膜血管瘤综合征抑癌蛋白
RB1	retinoblastoma 1 protein	视网膜母细胞瘤蛋白 1
DCC	deleted in colorectal carcinoma transmembrane receptor	结直肠癌跨膜受体缺失蛋白
DCL1	Dicer-like 1 protein	Dicer 样蛋白 1
NF1	neurofibromin 1	神经纤维瘤型Ⅰ蛋白
PTEN	phosphatase and tensin homolog	同源性磷酸酶—张力蛋白
CDH1	E-cadherin	上皮钙黏素
MYC	c-Myc oncoprotein	c-Myc 癌蛋白

七、tsRNA 的功能

tsRNA 存在于大部分的生物体中。tsRNA 曾一度被误认为是 tRNA 随机降解的产物,现已清楚,tsRNA 具有许多重要的生物学功能,在疾病诊断与治疗方面具有非常广阔的应用前景。

tsRNA 在调控基因表达、蛋白质翻译、表观遗传修饰、细胞间通信和细胞凋亡等方面发挥重要的生物学功能。以下重点介绍 tsRNA 的 3 个主要生物学功能（见图 3-5）。

图 3-5　tsRNA 的主要生物学功能

1. 下调 mRNA 水平，抑制基因表达

有些 tsRNA 可以作为 miRNA 直接参与 RNA 的沉默。这些 tsRNA 能够与 Ago 蛋白结合形成 RISC，通过特异性结合靶 mRNA 的 3'UTR，使 mRNA 降解，进而抑制靶基因的表达。这是 tsRNA 的 Ago 蛋白依赖性负调控基因表达的方式。个别 tsRNA 以 Ago 蛋白非依赖性方式负调控基因表达方式。

2. 调控翻译

tsRNA 可以通过序列特异性方式和序列非特异性方式调控翻译过程。有些 tsRNA 在植物和动物细胞中发挥普遍的翻译调控作用，它们与翻译起始因子、翻译起始复合物或者核糖核蛋白（ribonucleoprotein，RNP）结合形成复合物，抑制或者促进翻译。tRNA 的 DHU 环中的茎-环结构和 5'末端寡鸟嘌呤（5'-terminal oligoguanine，TOG）基序是 tsRNA 抑制翻译起始的结构基础。另外，一些 tsRNA 可通过结合核糖体、氨基酰 tRNA 合成酶和 mRNA 等调控翻译。tsRNA 还可以通过影响转录后修饰影响 tRNA 的功能，最终影响其翻译功能。

3. 调节 mRNA 的稳定性

有不少 tsRNA 具有调控 mRNA 稳定性的作用，这主要依赖于它们可竞争性结合 RBP。例如，Y 框结合蛋白 1（Y-box binding protein 1，YBX1）是一种常见的 RBP，当它结合致癌性 mRNA 后，可增加 mRNA 的稳定性，从而促进细胞增殖。然而，当细胞内 tsRNA 水平增加时，它们与 YBX1 结合的机会增加，从而减少 YBX1 与 mRNA 结合的机会，降低 mRNA 的稳定性，最终引起细胞增殖能力下降。

八、circRNA 的功能

circRNA 的生物学功能主要有以下 5 个方面(见图 3-6)。

图 3-6　circRNA 的主要生物学功能

a. 充当 miRNA 海绵:circRNA 与微 RNA(microRNA,miRNA)结合,与 mRNA 竞争 miRNA 靶向结合位点,抑制 miRNA 对 mRNA 的影响。b.结合 RNA 结合蛋白(RBP):circRNA 与 RBP 相互作用以防止后者对 mRNA 产生促进或抑制作用。c.翻译功能:circRNA 翻译成多肽或蛋白质,从而通过它们发挥其生物学功能。d.剪接竞争:在前体 mRNA 剪接过程中,circRNA 影响环状剪接和线性剪接之间的竞争,形成线性 RNA 或 circRNA,导致基因表达产物的变化。e.调节转录:EIciRNA 与核小核糖核蛋白颗粒(small nuclear ribonucleoprotein particle,snRNP)和 RNA 聚合酶Ⅱ(polymerase Ⅱ,pol Ⅱ)形成复合物,或 CiRNA 直接与 polⅡ相互作用形成复合物。复合物位于亲本基因的启动子上以增强宿主基因的转录。

1. circRNA 充当 miRNA 海绵

大部分 circRNA 主要存在于细胞质中,定位于细胞质中的 circRNA 可以与 mRNA 竞争 miRNA 的靶向结合位点,充当 miRNA 海绵,从而调控 mRNA 的表达。在可充当 miRNA 海绵的 circRNA 中,最典型的是 ciRS-7(circular RNA sponge for miR-7)。ciRS-7 含有超过 70 个保守的 miR-7 结合位点;并且在细胞中高丰度表达,在每个细胞中大概能吸附 20000 多个 miR-7,因此可以与 mRNA 竞争 miR-7 的结合位点,从而影响 mRNA 的表达水平。

2. circRNA 结合 RBP

许多 circRNA 可以与 RBP 形成复合物，从而调节特定蛋白质发挥功能。例如，circFoxo3 能够与多种 RBP（如低氧诱导因子和黏着斑激酶等）结合影响细胞应激和衰老进程。circFoxo3 可以通过与周期蛋白依赖性激酶 2（cyclin-dependent kinase 2，CDK2）和 P21 相互作用来抑制细胞周期，将细胞阻滞在 G1/S 期。在胃癌细胞核中，circ_SMAD4 可以与 T 细胞因子 4（T cell factor 4，TCF4）相互作用，然后将 TCF4 募集到 β1 连环素（catenin β1，CTNNB1）基因的启动子上，增强 CTNNB1 的转录，而 β1 连环素具有调节细胞生长和细胞黏附的作用。

3. circRNA 翻译蛋白质

N-6-腺苷甲基修饰（指在 RNA 分子的 A 碱基的第 6 位 N 上加上一个甲基基团，m^6A）作为 RNA 最丰富的碱基修饰，可启动人体细胞中一些 circRNA 翻译成蛋白质。这种 m^6A 驱动的翻译需要真核翻译启起因子 4G2（eukaryotic translation initiation factor 4 γ2，eIF4G2）和 m6A 读码器——YTH m6A RNA 结合蛋白 F3（YTH N6-methyladenosine RNA binding protein F3，YTNDF3），并被甲基转移酶样 3 和 14（methyltransferase-like 3 and 14，METTL3/14）增强；而被去甲基化酶——肥胖相关蛋白（fat mass and obesity-associated protein，FTO）抑制。另一种激发 circRNA 翻译成蛋白质的机制是内部核糖体进入位点（internal ribosome entry site，IRES），即有些 circRNA 分子内有可被核糖体识别并启动翻译的顺式作用序列，为以帽子非依赖方式翻译成蛋白质提供了结构基础。根据是否具有翻译功能，circRNA 可分为编码 circRNA 和非编码 circRNA。

4. circRNA 剪接竞争

在前体 mRNA 的剪接过程中，有些 circRNA 通常是通过剪接竞争（即 circRNA 的反向剪接机制和 mRNA 的常规线性剪接的互相竞争），以牺牲典型的 mRNA 为代价产生的，从而降低同源线性 mRNA 的表达。这表明，circRNA 的生物发生可能是 mRNA 产生的重要调节因素之一，可以影响同源线性 mRNA 的生成。

5. circRNA 调控转录

定位于细胞核内的一些 circRNA 可以调控转录。例如，circ-EIF3J 或 circ-PAIP2 先与核小核糖核蛋白颗粒（small nuclear ribonucleoprotein particle，snRNP）结合，然后进一步与 RNA 聚合酶Ⅱ相互作用，促进亲本基因的转录。另外，有些 CiRNA 可反馈调控其亲本基因的表达，如：ci-ankrd52 堆积到其转录位点，激活 RNA 聚合酶Ⅱ，以发挥正调控转录作用。这表明，CiRNA 对其亲本编码基因具有顺式调控作用。

第四节　遗传信息的传递

对人类而言，DNA 是遗传的物质基础。人类每个个体的遗传信息以特定的核苷酸排列顺序储存在 DNA 分子上。人类遗传信息的传递过程是：在细胞分裂前，通过 DNA 的复制，将遗传信息由亲代传递给子代；在个体发育、生长等过程中，遗传信息自 DNA 转录给 mRNA，并由 mRNA 指导蛋白质合成（翻译）；最后由合成的各种蛋白质来执行生命功能，使子代表现出与亲代相似的遗传性状。简言之，人类遗传信息的传递主流方向是从 DNA 到 RNA 再到蛋白质。

基因表达（gene expression）是指基因所携带的遗传信息经过转录、转录后加工、翻译和翻译后加工等阶段，生成具有生物活性功能产物（RNA 或蛋白质）的过程。细胞通过基因表达，将 DNA 分子上由 A、T、C 和 G 四个符号所包含的遗传信息，转变成 RNA 分子中的 4 种核苷酸的排列序列或者蛋白质分子中的 20 种氨基酸的排列序列，体现生命的各种特征。基因表达体现了基因所携带遗传信息表现为表型的过程，具有时间特异性和空间特异性。

一、DNA 的复制

DNA 作为遗传物质的基本特点就是在细胞分裂前进行准确的自我复制（self replication），这是细胞分裂的物质基础。

DNA 复制就是将遗传信息从亲代 DNA 传递到子代 DNA 分子上。由于 DNA 是由两条链组成的双螺旋分子，在复制时两条链均可作为模板来指导新链的合成，所以新合成的 DNA 分子中，一条链来自母链，另一条链是新合成的，这种复制形式称为半保留复制（semiconservative replication）。

DNA 的合成是严格按照碱基配对法则进行的，母链上的核苷酸排列顺序决定了子链上的核苷酸排列顺序，因此，以半保留复制方式合成的子代 DNA 分子的核苷酸组成和排列顺序与母代 DNA 分子的完全一样。也就是说，DNA 的复制，形式上为半保留，内容上却为全保留。由此可见，通过 DNA 的半保留复制，DNA 作为遗传信息的携带者，保证了遗传物质的连续性和相对的稳定性（见图 3-7）。

DNA 复制时，先从复制起始点打开双链，形成一个被称为复制叉（replication fork）的结构。然后，两条单链分别作为模板，各自合成一条新的 DNA 链。由于 DNA 是由方向相反的两条链组成的，所以 DNA 复制时，沿着复制叉移动的方向，DNA 一条链的走向是 $5' \rightarrow 3'$ 方向，另一条链的走向是 $3' \rightarrow 5'$ 方向。根据碱基配对法则，新合成链的方向与母链的方向也是相反的。

人们把 DNA 合成的方向与复制叉打开的方向一致的那条新链称为前导链（leading strand）；而另一条合成的方向与复制叉打开的方向相反的新链称为后随链（lagging strand）。因为人类 DNA 聚合酶

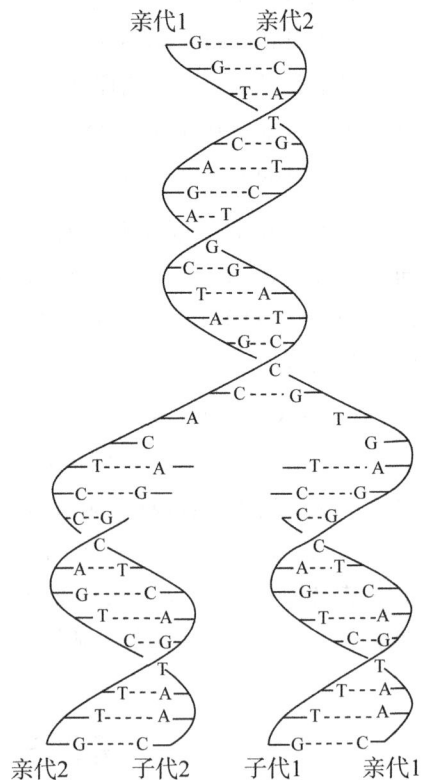

图 3-7　DNA 的半保留复制

亲代 1、亲代 2：分别表示亲代 DNA 的两条链；子代 1、子代 2：分别表示子代中新合成的两条 DNA 链。

(DNA polymerase,DNApol)与其他生物的 DNA 聚合酶一样,只能催化 DNA 从 5′→3′ 的方向合成,所以前导链的合成是连续的,而后随链的合成只能是一段一段地合成,合成是不连续的(见图 3-8)。后随链上的这些片段用发现者的姓氏命名称为冈崎片段(Okazaki fragment)。当然,这些冈崎片段最后还是要在 DNA 连接酶的作用下连接成为一条完整的 DNA 链。

图 3-8　DNA 复制的不连续性

DNA 复制的全过程一般可以分为起始、延长和终止 3 个阶段。DNA 复制的起始阶段包括起始点的辨认和引发体的形成;延长阶段包括前导链及后随链的合成;终止阶段包括 RNA 引物的切除、空缺的填补和完整 DNA 的生成以及端粒的加工。人类 DNA 的复制是个复杂的连续过程。

(一)DNA 复制的起始

DNA 复制的起始可以分成 DNA 双链解开成单链和引发体的生成两个步骤。

1.DNA 解开成单链

复制是从 DNA 分子上的特定部位开始的,这一部位叫作复制起始点(origin of replication),常用 ori 表示。人类的染色体庞大,其 DNA 的复制是从多个起始点同时开始的,形成许多复制单位。DNA 复制起始点有特殊的结构,这些特殊结构是参与 DNA 复制起始过程中的酶和蛋白质识别和结合 DNA 所必需的。

2.引发体的生成

由于 DNA 聚合酶没有催化两个游离 dNTP 聚合的能力,只能在含有-OH 的基础上催化 3′,5′-磷酸二酯键的生成反应,所以 DNA 的复制需要引物。

DNA 复制的引物(primer)是由 DNA 引发酶催化生成的短链 RNA 分子。引发酶(primase)是一种特殊的 RNA 聚合酶,它可催化以 DNA 序列为模板、以 NTP 为原料的短片段 RNA 的合成。引物一般由十几个至数十个核苷酸组成,它们在 DNA 复制起始处作为 DNA 复制的引物。RNA 引物的 3′—OH 末端提供了由 DNA 聚合酶催化形成 DNA 分子第一个磷酸二酯键的位置。

由与 DNA 复制起始有关的解旋酶、引发酶和其他多种蛋白质组装形成的复合物称为引发体(primosome)。引发体形成后在其下游解开 DNA 双链,再由引发酶催化引物的生成。引物生成后产生了 3′—OH 末端,为 DNA 的合成准备了条件,复制就可以进行下去了。前导链的模板上只发生一次引发,而后随链的模板要发生多次引发过程。

(二)DNA 复制的延长

DNA 的复制实际上就是以 DNA 为模板在 DNA 聚合酶作用下,将游离的四种脱氧核苷三磷酸(dATP、dGTP、dCTP 和 dTTP,即 dNTP)聚合成 DNA 链的过程。人和其他真核生物的 DNA 的聚合酶至少有 5 种,分别称为 DNApol α、β、γ、δ 和 ε,它们的主要活性是催化 dNTP 的 $5' \rightarrow 3'$ 聚合活性,在 DNA 复制过程中起不同的作用(见表 3-6)。

表 3-6　部分人类 DNA 聚合酶的基本特性

分类	分布	$5' \rightarrow 3'$ 聚合活性	$3' \rightarrow 5'$ 外切活性	功能
α	细胞核	＋	－	引物合成
β	细胞核	＋	－	切除修复
γ	线粒体	＋	＋	线粒体 DNA 复制
δ	细胞核	＋	＋	后随链合成
ε	细胞核	＋	＋	前导链合成

注:"＋"和"－"分别表示具有该活性和不具有该活性。

催化前导链合成的酶是 DNA 聚合酶 ε,而催化后随链合成的酶是 DNA 聚合酶 δ。DNA 聚合酶 β 的模板特异性是具有缺口的 DNA 分子,所以它与 DNA 修复有关。DNA 聚合酶 γ 在线粒体 DNA 的复制中起作用。

DNA 复制的延长是在 DNA 聚合酶的催化下,按照碱基配对法则,以模板链中的碱基为指导把脱氧核苷酸加入新链。每次加入的单个脱氧核苷酸都是以其 $5'$-α-磷酸与引物或延长中的新链上的 $3'$—OH 形成 $3',5'$—磷酸二酯键,这样又使新加入的脱氧核苷酸的 $3'$—OH 成为末端,为下一个脱氧核苷酸的加入创造了条件,使复制的子链朝着 $5' \rightarrow 3'$ 方向延长。

(三)DNA 复制的终止

如上所述,DNA 在复制过程中,合成的前导链为一条连续的长链,但后随链则是由许多片段组成,这些冈崎片段要在 DNA 连接酶的催化下才能连接成为一条完整长链。在把冈崎片段连接起来之前,要先去掉 RNA 引物并合成 DNA,最后连接成完整的 DNA 新链。

人类染色体是线性 DNA,复制时中间的不连续片段可以通过 DNA 连接酶连接,但新链最早出现的 $5'$-端引物被降解后,将留下空隙。如果不填补这个空隙,细胞染色体 DNA 将面临复制一次就缩短一些的问题。

真核染色体的两端有被称作端粒的结构。端粒(telomere)是染色体两臂末端由富含鸟嘌呤的短的 DNA 串联重复序列构成的结构,是由端粒 DNA 和端粒结构蛋白质组成的复合物。端粒在维持染色体的稳定性和 DNA 复制的完整性方面有重要作用。人类端粒 DNA 的核心序列是 TTAGGG,重复的次数多达数十甚至上百次,并且可以形成反折的二级结构。

要补救在 DNA 复制完成后切除引物所造成的缩短的 DNA 末端,就要靠端粒酶。端粒酶(telomerase)是由蛋白质和 RNA 组成的逆转录酶,其 RNA 含有一段与端粒 DNA 序列互补的短序列,而其蛋白质组分具有逆转录酶活性,可以以该 RNA 为模板催化端粒 DNA 的合成,从而保证染色体复制的完整性(见图 3-9)。

图 3-9　端粒酶的功能示意

二、转录

以 DNA 为模板合成 RNA 的过程称为转录(transcription)。转录过程就是把 DNA 上的脱氧核苷酸排列顺序转录成 RNA 上的核苷酸排列顺序,即是遗传信息从 DNA 向 RNA 传递的过程,是基因表达的第一步。转录与复制既有相似之处又有不同之点(见表 3-7)。

表 3-7　复制与转录的异同点

项目	相同点	不同点	
		复制	转录
模板	DNA	两股链	模板链
原料	核苷三磷酸	dNTP	NTP
酶	依赖 DNA	DNA 聚合酶	RNA 聚合酶
产物	核苷酸链	子代双链 DNA	RNA
配对	碱基配对	A—T,C—G	A—U,T—A,C—G
方向	$5' \rightarrow 3'$		
引物		需要(RNA)	不需要
特点		半保留、半不连续	不对称

复制是为了保留物种的全部遗传信息,所以基因组的全部 DNA 均需复制。转录是有选择性的,按生存条件和需要来转录。在 DNA 链上,并非任何区段都可转录。对于某一结构基因来说,只有一条链可以转录,称之为模板链(template strand);而另一条链则不被转录,因其碱基排列序列除 T 与 U 不同外,其他均与模板链转录成的 mRNA 的碱基排列序列完全相同,故称作编码链(coding strand)。文献中常见的 DNA 序列即为编码链的序列。可是,对于位于同一条染色体上的不同基因来说,模板链并非永远在同一单链上。

转录是在 RNA 聚合酶的催化下进行的,人类 RNA 聚合酶有 4 种:RNA 聚合酶 I、II、III 和线粒体 RNA 聚合酶。它们分布在细胞内的不同场所,催化不同基因的转录,产生不同的转录物(见表 3-8)。由于 RNA 聚合酶 II 催化合成的 RNA 是 mRNA 的前体——hnRNA,而 mRNA 在体内需要适应机体生理功能的变化而经常更新,所以,RNA 聚合酶 II 是体内最活跃的 RNA 聚合酶。

表 3-8　人类 RNA 聚合酶的分类

种类	分布	合成的 RNA 产物
I	核仁	45S rRNA
II	核内	前体 mRNA、lncRNA、piRNA、miRNA
III	核内	tRNA、5S rRNA、snRNA
线粒体	线粒体	mt RNA

与复制过程相似,转录过程也可以分为起始、延长和终止三个阶段。

(一)转录的起始

转录是从 DNA 模板的特定部位开始的,这个部位是 RNA 聚合酶结合的部位,称作启动子(promoter)。人们一般将在 DNA 分子上开始转录的第一个核苷酸定为 +1,沿转录方向顺流而下的核苷酸序列(下游)用正值表示;逆流而上的核苷酸序列(上游)用负值表示。

在启动子处有特殊的核苷酸序列,如 A-T 丰富区。除启动子外,影响转录起始活性的还有增强子。增强子(enhancer)是存在于基因组中对基因表达有增强作用的 DNA 调控元件。它能增强启动子的活性,可位于启动子上游或下游,无方向性,对异源的基因也起到增强作用。

与被调节基因同处一个 DNA 分子,能够影响基因表达的序列称为顺式作用元件(cis-acting element)。体内有许多蛋白质因子与顺式作用元件结合,从而影响基因表达。能够识别并结合非自身编码基因的顺式作用元件,调节其基因转录的蛋白质称为反式作用因子(trans-acting factor)。与转录有关的反式作用因子叫作转录因子(transcriptional factor,TF)。

转录起始过程非常复杂,往往需要多种 TF 的参与和协助。首先,某种 TF 辨认与结合顺式作用元件,再由其他相关 TF 相互配合以稳定顺式作用元件与 TF 的结合形成复合物;其次,吸引 RNA 聚合酶加入在复合物中形成的起始前复合物(pre-initiation complex,PIC);最后,在其他 TF 的作用下,DNA 双链解开,RNA 聚合酶往下滑动到 +1 位置处,为

RNA 合成做准备。RNA 合成不需要引物，转录起始生成 RNA 的第 1 个核苷酸，即 $5'$ 端总是三磷酸嘌呤核苷 GTP 或 ATP，而以 GTP 为多见。当 $5'$-GTP 与第 2 位 NTP 聚合生成磷酸二酯键后，仍保留其 $5'$ 端三个磷酸，即生成 $5'pppGpN$—$OH3'$（四磷酸二核苷酸）的结构，它的 $3'$ 端有游离的羟基，可以加入 NTP 使 RNA 链延长。此时，由 RNA 聚合酶、DNA 和 $5'pppGpN$—$OH3'$ 组成起始复合物。

为了保证基因转录的准确性，不同基因需要不同的转录因子。据认为，人体内的各种转录因子是通过拼板理论来启动不同基因的转录的。拼板理论（Piecing Theory）认为，基因转录时只需要几个转录因子的相互辨认与结合，而不同转录因子的不同组合促进不同基因的转录。因此，尽管人体内的基因有数万个，但转录因子是有限的。这可能也是机体节省能源与物质的一种有效方法。

（二）转录的延长

转录过程中 RNA 链的延长依靠 RNA 聚合酶催化 NTP 之间形成 $3',5'$-磷酸二酯键。在 RNA 聚合酶的催化下，起始复合物游离的 $3'$—OH 与 DNA 模板能配对的三磷酸核苷形成 $3',5'$-磷酸二酯键。聚合进去的核苷酸又有游离的 $3'$—OH，这样就可按照模板 DNA 的指引，使 RNA 链延长。由于 RNA 聚合酶在模板 DNA 链的滑动方向是 $3' \rightarrow 5'$，所以，RNA 链的合成与 DNA 的复制一样，也是按 $5' \rightarrow 3'$ 方向进行。转录生成的 RNA，暂时与 DNA 模板链按碱基配对法则形成 DNA-RNA 杂交体，长度约为 12 个碱基对，形成一个被称为转录泡的结构。由于 DNA-DNA 双链结构比 DNA-RNA 双链结构更稳定，所以，在转录泡中的 RNA 只有刚生成的一小段，而先合成的一段 RNA 是离开模板伸展在转录泡之外的。

（三）转录的终止

转录终止是与转录后加工密切相关的。在 DNA 模板链上有转录终止的修饰点，比如 mRNA 基因有一组共同序列 AATAAA 和随后的丰富 GT 序列。前体 mRNA 在修饰点处被切断并立即进行加工，而余下的 RNA 虽继续转录但很快被 RNA 酶降解。

（四）转录后加工

转录生成的人类 RNA 一般要经过适当的加工以后才能成为有活性的 RNA。

1. mRNA 的转录后加工修饰

前体 mRNA 的转录后加工修饰，主要包括剪接、$5'$ 端修饰和 $3'$ 端修饰三个方面。

（1）剪接。前体 mRNA 的剪接就是把其 hnRNA 中的内含子剪切掉，并将外显子拼接起来。

（2）$5'$ 端修饰。成熟 mRNA 的 $5'$ 端具有特殊的被称为帽子的结构，即 $Gppp^mG$-（三磷酸双鸟苷）结构。如前所述，转录生成的 hnRNA 的第一个核苷酸往往是 $5'$-三磷酸鸟苷，转录结束时在磷酸酶的水解下释放一个或两个磷酸基团，然后再连接上另一个三磷酸鸟苷，并在某些元素上进行甲基化修饰形成帽子结构。帽子结构与翻译的起始有关，并可增加 mRNA 的稳定性。

（3）$3'$ 端修饰。在结构基因的 $3'$ 端有一个 AATAA 序列，这个序列是转录修饰点，即 mRNA $3'$ 端加 polyA 尾的信号。当转录越过此处时，核酸酶在此信号下游 10～15 个核苷酸处水解,然后在腺苷酸转移酶的作用下,在 3′—OH 上逐一加上 A,使 polyA 达 100～200 个核苷酸的长度。polyA 尾巴的功能主要是维持 mRNA 的翻译模板活性和增加 mRNA 结构的稳定性。

2.rRNA 的转录后加工

3 种分子量较大的 rRNA(28S,18S 和 5.8S)的基因被插入序列隔开而串联在一起,其初级转录产物的大小为 45S;而 5S rRNA 的基因独立于其他 3 种 rRNA 基因之外。rRNA 的转录后加工主要是切除 rRNA 前体中的插入顺序(见图 3-10)。

图 3-10　rRNA 的转录后的加工过程

3.tRNA 转录后的加工修饰

tRNA 转录后的加工修饰主要有 3 个过程。

(1)剪接。切除内含子和拼接保留序列,形成一定大小的 tRNA 分子。

(2)3′末端加上 CCA—OH。tRNA 3′末端在核酸酶作用下除去个别核苷酸后,在核苷酸转移酶作用下,形成 CCA—OH 末端,以便 tRNA 执行携带氨基酸的功能。

(3)碱基修饰。成熟 tRNA 分子中的大量稀有碱基(稀有核苷)是在转录后形成的,例如:在甲基转移酶催化下,嘌呤甲基化,如 A →$_m$A,G →$_m$G;经过还原反应,尿嘧啶被还原为二氢尿嘧啶;通过核苷内转位反应,尿嘧啶核苷转变为假尿嘧啶核苷;通过脱氨反应,腺苷酸变为次黄嘌呤核苷酸。

三、翻译

人类基因表达过程中的转录和翻译过程在时间上和空间上是分开的。也就是说,在时间上,先转录后翻译,两者不同步;在空间上,转录在细胞核内进行,而翻译在细胞质中进行。

蛋白质的合成也称作翻译(translation),是指以 mRNA 为模板合成多肽链或蛋白质的过程。在翻译过程中 mRNA 作为翻译的直接模板;核糖体是翻译的场所;tRNA 转运氨基酸到核糖体上,并利用其反密码子与 mRNA 上的密码子结合;另外,还需要多种蛋白质因子参与翻译过程(见图 3-11)。

蛋白质的合成也可以分为起始、延长和终止三个阶段,以及翻译后的加工修饰。

图 3-11 蛋白质的合成过程

(一)翻译的起始

在多种起始因子、ATP 和 GTP 的作用下,核糖体的大亚基与小亚基、mRNA 上的起始密码子、甲硫氨酰 tRNA 等结合在一起构成起始复合物。在起始阶段,tRNA 的反密码子识别 mRNA 上的起始密码子 AUG,并相互配对与结合;mRNA 的帽子结构对于其就位有很大的促进作用。另外,这一过程是消耗能量的。

(二)肽链的延长

肽链的延长是在核糖体上反复进行进位、成肽和转位三个步骤,所以又把肽链的延长阶段称为核糖体循环。

核糖体上有两个 tRNA 结合的位点——P 位和 A 位。

1. P 位

P 位即肽酰位(peptidyl site),或称给位(donor site)。在起始阶段,P 位是结合起始甲硫氨酰 tRNA 并向 A 位给出甲硫氨酸的位置;在延长阶段,肽酰 tRNA 转位至此位置,使肽链的延长可以继续。

2. A 位

A 位即氨基酰位(aminoacyl site),或称受位(acceptor site)。A 位是结合一个新进入的氨基酰 tRNA 的位置。

3. 肽链延长的 3 个主要步骤

(1)进位。进位是指氨基酰 tRNA 根据遗传密码的指引,进入核糖体的 A 位。在肽链延长阶段的开始,P 位上有甲硫氨酰 tRNA,进入 A 位上的氨基酰 tRNA 是根据第二个密码子来确定的。进位过程需要延长因子协助。

(2)成肽。成肽指肽链的合成。在肽酰转移酶的催化下,P 位上甲硫氨酰 tRNA 的酰基与 A 位上氨基酰 tRNA 的氨基进行反应。此反应是由 P 位到 A 位,即反应在 A 位上进行。在完成第一次成肽反应后,生成的二肽酰 tRNA 在 A 位上。P 位上空载的 tRNA 从 P 位上脱落下来,使 P 位留空。

(3)转位。转位是指在 A 位上的二肽酰 tRNA 连同 mRNA 从 A 位进入 P 位,也就是在转位酶(一种延长因子)的作用下整个核糖体的相对位置移动一个密码子的位置。此时,A 位是空着的,其对应于 mRNA 链上的第三个密码子。这样便完成了一次核糖体循环。

在核糖体上反复进行进位、成肽和转位这三个步骤,肽链便可延长。每循环一次,肽链延长一个氨基酸。核糖体阅读 mRNA 密码子的方向是从 5′到 3′,而肽链延长是从 N 端到 C 端方向进行。

(三)肽链合成的终止

当翻译至 A 位出现 mRNA 的终止密码时,释放因子(release factor,RF)辨认终止密码并进入 A 位,这时肽酰转移酶构象发生改变,表现出酯酶的活性,使 P 位上肽链从肽酰 tRNA 中水解下来。最后,在有关释放因子的作用下,mRNA、tRNA 和释放因子等从核糖体中脱落下来,核糖体大、小亚基解离。

(四)翻译后的加工修饰

初始合成的大多数肽链(蛋白质)是不具有生物学活性的,需要进行加工后才具有活性。主要的翻译后加工方式有以下几种。

1.氨基端和羧基端的修饰

所有刚合成肽链的第一个氨基酸残基是甲硫氨酸残基,但并不是所有天然蛋白质的氨基端都是甲硫氨酸残基。因此,甲硫氨酸残基或者氨基端的一些氨基酸残基需要由氨基肽酶水解掉。与分泌性蛋白质有关的信号肽序列也需水解下来。另外,羧基端一些多余的氨基酸残基也需由羧基肽酶来处理。

2.共价修饰

许多蛋白质氨基酸残基的侧链需要进行不同类型的化学修饰,例如丝氨酸、苏氨酸、酪氨酸等残基上的羟基常需进行磷酸化修饰;寡糖链结合在丝氨酸或苏氨酸等残基的羟基上形成一定功能的蛋白质(红细胞膜上的 ABO 血型即为糖蛋白);脯氨酸和赖氨酸残基在内质网中进行羟基化;两个半胱氨酸的巯基氧化而形成二硫键;等等。

3.亚基的聚合

许多蛋白质是由两个以上亚基构成的,其中每一个亚基为相同或不同的多肽链,这些多肽链是分别合成的,它们需要通过非共价键聚合成多聚体才能表现出生物学活性。例如成人血红蛋白由两条 α 链、两条 β 链和四分子血红素所组成,其聚合过程大致如下:α 链在核糖体合成后自行释下,并与尚未从核糖体上释下的 β 链相连,然后一并从聚核糖体上脱下来,变成 α、β 二聚体。此二聚体再与线粒体内生成的两个血红素结合,最后形成一个由四条多肽链和四个血红素构成的有功能的血红蛋白分子。

4.辅基连接

人体的许多蛋白质是结合型蛋白质,它们需要与辅基结合后才有功能。糖类、脂肪、有机酸和色素等均可为辅基。肽链合成后,在相应的酶催化下,辅基与蛋白质结合在一起以形成有生物学活性的蛋白质。

思考题

1. 请问 DNA 有哪些主要功能？

2. 请问遗传密码有哪些特点？

3. 试述 lncRNA 的主要功能。

4. 请介绍 tsRNA 的主要生物学功能。

5. 请问 circRNA 的功能有哪些？

6. 请指出人类 DNA 复制与转录的异同点。

参考答案

（郭俊明）

第四章　基因与疾病

科学的发展和技术的进步使得人们对疾病的认识逐步深入,即由整体、器官、组织和细胞水平进入了分子水平(包括基因水平)。随着人类基因组计划的完成和人类功能基因组计划的实施,人类对自身的认识有了根本性的进步。目前人们普遍认为除了外伤和非正常死亡外,几乎人类所有疾病的发生、发展、治疗及预后等与基因的直接或间接改变有关。

总体上说,基因变异导致的人类疾病主要有内源基因的突变和外源基因的入侵两方面的原因。

(1)内源基因的突变

人体细胞根据细胞分裂方式的不同可以分为两大类:生殖细胞和体细胞。这两类细胞内基因的突变均有可能引起疾病的发生。生殖细胞的基因突变可引发各种遗传病,且能通过有性生殖传递给后代;而体细胞的基因突变可引发肿瘤、衰老和自身免疫缺陷病等多种遗传易感性疾病。

(2)外源基因的入侵

各种病原体感染人体后,一方面病原体本身有可能在体内繁殖,其遗传物质(DNA 或 RNA)可在人体内存在;另一方面其遗传物质也可能整合到人体基因组中,并伴随着人体基因的复制而复制,如果在特定情况下表达后也可引发人类的某些疾病。

当然,人类疾病的发生除了与基因(遗传)因素有关外,还与环境因素密切相关。对于某种具体的疾病,这两种因素所起作用的大小有差别(见图 4-1)。

图 4-1　遗传因素和环境因素在疾病发生中的相对作用

根据环境因素和遗传因素所起作用的大小,可以把疾病分为下述 4 大类。

(1)发病完全取决于环境因素,与遗传因素基本上无关的疾病

物理、化学和机械因素引起的各种损伤称为外伤(injury)。这类疾病完全由环境因素引起,与遗传因素基本无关。如:烧伤、烫伤等外伤的发生就与遗传因素基本无关。

(2)遗传因素和环境因素对发病均有作用,在不同疾病中两者所起的作用各不相同

由遗传因素和环境因素共同引起的疾病称为遗传易感性疾病(genetic susceptive disease)。人类的绝大多数疾病均属于这种类型,它们是人类的常见病和多发病。在不同的疾病中,遗传因素所起的作用和大小各不相同。如:在消化性溃疡的发生过程中,环境因素的作用比较重要,而遗传因素的作用较小,遗传率不足 40%。还有一些疾病(如脊柱裂、无脑儿、高血压和冠心病等)在其发生过程中,遗传因素和环境因素近乎同等重要,遗传率为 50%～60%;而在唇裂、腭裂和先天性幽门狭窄等各种先天性畸形中,遗传因素的作用较大,遗传率都在 70%以上。在这类疾病中,环境因素和遗传因素均起着一定的作用。由于它们通常由多个易感基因共同决定遗传易感性,因此具有常见性、多发性等特点。

(3)基本上由遗传因素决定,但需要环境诱因参与的疾病

单基因遗传病中的苯丙酮尿症是由遗传因素引起,但通常只有患者吃了富含苯丙氨酸的食物才诱发;葡萄糖-6-磷酸脱氢酶缺乏症(俗称蚕豆病)患者一般只在食用蚕豆或服用氧化性药物(如伯氨喹啉等)以后才会发生溶血性贫血。

(4)完全由遗传因素决定的疾病

此类疾病就是人们常说的遗传病。单基因遗传病中的成骨不全症、白化病、血友病 A 和一些染色体病等属于此类疾病。

第一节　基因与遗传病概述

一、遗传病的概念

经典的遗传病(genetic disease)是指由亲代生殖细胞中基因突变或染色体畸变导致子代发生的相关疾病。现代的遗传病指遗传物质改变(基因突变或染色体畸变)所引起的疾病。

二、遗传病的特点

遗传病主要有下列特点。

1. 遗传病的数量分布

患者在亲代和子孙中是以一定数量比例出现的,即患者与正常成员之间有一定的数量关系。

2. 遗传病的传播方式

一般则以"垂直方式"出现,这在显性遗传方式的遗传病中特别突出。

3. 遗传病的先天性

遗传病往往具有先天性,即生来就有;但不是所有先天性疾病都是遗传病。

4. 遗传病的家族性

遗传病往往具有家族性,即疾病的发生具有家族聚集现象;但不是所有家族性疾病都

是遗传的，它们可能受共同的生活方式、饮食等因素影响。

5.遗传病的传染性

通常认为遗传病不具有传染性，为垂直传递而非水平传递。但是近期研究发现人类朊蛋白病则是既具有遗传性又具有传染性的疾病。

三、遗传病的分类

人类遗传病的种类繁多，可以按照人体系统分类，如神经系统遗传病、心血管系统遗传病等；也可以按照遗传方式分类，如常染色体显(隐)性遗传病、性染色体显(隐)性遗传病等。目前一般将人类遗传病划分为以下5类。

1.单基因遗传病

单基因遗传病，简称单基因病(single gene disorder；monogenic disease)，是指由一对等位基因突变引起的遗传病。又因为它们的遗传符合孟德尔遗传定律，所以也称孟德尔遗传病。这种基因突变可发生于一条染色体中，而呈常染色体(或性染色体)显性遗传；也可同时发生于两条染色体上，而呈常染色体(或性染色体)隐性遗传。单基因病较少见，发生率较高时也仅为1/500，但危害性很大。

2.多基因遗传病

多基因遗传病(polygenic disorder)是指由多对基因与多种环境因素共同作用导致的一类疾病，包括有一定家族史但没有单基因性状遗传中所见到的系谱特征的一类疾病，如先天性畸形及常见的遗传易感性疾病(高血压、动脉粥样硬化、糖尿病、哮喘、自身免疫性疾病、老年痴呆、癫痫、精神分裂症、类风湿关节炎和智力发育障碍等)。

3.染色体病

染色体病(chromosome disorder)是指由染色体数目异常或结构畸变而引起的一类疾病。从基因角度来说，这类疾病涉及一个或多个基因结构或数量的变化。因此，这类疾病对个体的危害往往大于单基因遗传病和多基因遗传病。

4.体细胞遗传病

单基因遗传病、多基因遗传病和染色体病的遗传异常发生在人体所有细胞包括生殖细胞(精子和卵子)的DNA中，并能传递给下一代，而体细胞遗传病(somatic cell genetic disease)是体细胞中的遗传物质突变导致的疾病。这类疾病包括恶性肿瘤和自身免疫缺陷病等。

5.线粒体遗传病

线粒体是人体细胞中除细胞核之外唯一含有DNA的细胞器。线粒体DNA发生突变引起的疾病称为线粒体遗传病(mitochondrial disorder)。线粒体遗传病遵循母系遗传方式。随着对线粒体DNA研究的深入，线粒体遗传病正在逐步引起人们的重视。

第二节　基因与单基因遗传病

单基因遗传病是一类涉及单个基因突变所致的疾病,通常由一对等位基因突变所引起,可按遗传方式分为:常染色体显性遗传、常染色体隐性遗传、X 染色体显性遗传、X 染色体隐性遗传和 Y 染色体连锁遗传。

致病基因有显性和隐性之分,其区别在于杂合状态(Aa)时,是否表现出相应的性状或遗传病。假定 A 为显性等位基因(dominant allele),杂合状态(Aa)时,只有等位基因 A 控制的性状表现出来,呈现出某种临床症状,而等位基因 a 的作用没有表达出来,则 a 称为隐性等位基因(recessive allele)。临床症状是表现出来的性状,称为表现型或表型(phenotype)。若杂合子(Aa)能表现出与显性等位基因 A 有关的性状或遗传病时,其遗传方式称为显性遗传(dominant inheritance)。杂合子(Aa)不能表现出与隐性等位基因 a 有关的性状或遗传病,或者只有纯合子(aa)才表现出性状或遗传病时,其遗传方式称为隐性遗传(recessive inheritance)。

一、常染色体显性遗传病

一种遗传性状或遗传病相关的基因位于常染色体上,其性质是显性的,这种遗传方式称为常染色体显性遗传(autosomal dominant inheritance,AD)。由这种致病基因导致的疾病称为常染色体显性遗传病。常染色体显性遗传病可以分为:完全显性遗传、不完全显性遗传、共显性遗传、不规则显性遗传和延迟显性遗传五种遗传方式。

1. 完全显性遗传

凡是致病基因杂合状态(Aa)时,表现出像显性纯合子(AA)一样的显性性状或遗传病者,称为完全显性(complete dominance)。

短指(趾)症(brachydactyly)是完全显性遗传的典型例子。该症为较常见的手(足)部畸形,因指骨或掌骨短小,或指骨缺如,导致手指(趾)变短。患者有短指(趾),正常人没有短指(趾),这是不同的表现型。

控制各种表现型的遗传物质称为基因型或遗传型(genotype)。基因型有两种形式:纯合子(homozygote)和杂合子(heterozygote)。短指(趾)症患者的基因型为 AA 或 Aa,正常人的基因型为 aa。基因型是 Aa 的人,两个等位基因不同,称为杂合子。一对等位基因相同(aa 或 AA)者,称为纯合子(homozygote)。因为 A 对 a 是显性的,等位基因 A 的作用在杂合子时表现出来,所以短(趾)指症的遗传方式是常染色体显性遗传。

常染色体显性遗传病有两种可能的基因型:纯合子(AA)和杂合子(Aa)。短指(趾)症的这种基因型的临床表现无区别,所以为完全显性。根据不同亲属关系的共享基因比例(见表4-1),当杂合子患者(Aa)和正常人(aa)婚配时,后代中短指(趾)症患者与正常人的比例应为 1∶1,也就是说,后代将有约 1/2 子女发病,当两个短指(趾)症杂合子(Aa)患者婚配时,其后代约有 3/4 的子女将发病,只有约 1/4 的子女正常。

表 4-1　不同亲属关系的共享基因比例

亲属关系	共享基因比例
单卵双生	1
一级亲属(异卵双生、双亲、同胞、子女)	1/2
二级亲属(祖父母/外祖父母、双亲的同胞、同胞的子女、子女的子女)	1/4
三级亲属(表/堂兄妹、曾祖父母/外曾祖父母、曾孙子女/外曾孙子女)	1/8

2. 不完全显性遗传

当杂合子(Aa)的表现型较纯合子(AA)轻时,这种遗传方式称为不完全显性(incomplete dominance)。出现这种现象的原因是杂合子(Aa)中的显性等位基因 A 和隐性等位基因 a 的作用都得到一定程度的表达,而临床表现是两者综合作用的结果。如:β-地中海贫血的纯合子($\beta^O\beta^O$)的病情严重,杂合子($\beta^O\beta^A$)病情较轻,而正常人($\beta^A\beta^A$)无症状。

3. 共显性遗传

当一对常染色体上的等位基因,彼此间没有显性和隐性之区别,在杂合状态时,两种等位基因都能表达,分别独立地产生基因产物,这种遗传方式称为共显性遗传(co-dominance inheritance)。

最常见的共显性遗传例子是 ABO 血型的遗传。ABO 血型决定于一组复等位基因(multiple allele)。

复等位基因是指在一个二倍体群体中,一对特定的基因座位上有多种等位基因;而对于每一个人来说,只能具有其中的任何两个等位基因。复等位基因产生的基础是一个基因发生多种突变,产生了多种基因型的结果。

ABO 血型的基因定位于 9q34,有 I^A、I^B 和 i 三种等位基因。等位基因 I^A 和 I^B 对基因 i 均为显性。基因型 I^AI^A 和 I^Ai 都决定红细胞膜上抗原 A 的产生,这类个体为 A 型血;基因型 I^BI^B 和 I^Bi 都决定红细胞膜上抗原 B 的产生,这类个体为 B 型血;基因型 ii 决定 H 物质的产生而不产生抗原 A 和抗原 B,这类个体为 O 型血。就 I^A、I^B、i 这一组复等位基因来说,复等位基因的数目是 3 个,所以共有 6 种基因型(I^AI^A、I^AI^B、I^Ai、I^BI^B、I^Bi 和 ii)。由于是共显性时,所以有 4 种表现型(A、B、O 和 AB)。如果纯合子(I^AI^A)A 型血的人与纯合子(I^BI^B)B 型血的人结婚只能出生杂合子(I^AI^B)AB 型血的子女;如果两个杂合子(I^AI^B)AB 型血的人结婚则会导致 $1(I^AI^A):2(I^AI^B):1(I^BI^B)$ 的比率,这样,3:1 的比值就被 1:2:1 的比值所代替,这是 2 个等位基因共显性的结果(见表 4-2)。血型的遗传规律性在亲子鉴定、器官移植和输血配型中具有重要的意义。但是需要注意的是,人群中也存在一些特殊类型的血型,如孟买血型,可能会对 ABO 血型的遗传规律判定产生影响。因此,应用血型进行亲子鉴定时,如果存疑,仍需要进行基因亲子鉴定。

表 4-2　双亲和子女之间 ABO 血型的遗传关系

双亲的血型	子女中可能出现的血型	子女中不可能出现的血型
A×A	A、O	B、AB
A×O	A、O	B、AB

续表

双亲的血型	子女中可能出现的血型	子女中不可能出现的血型
A×B	A、B、AB、O	—
A×AB	A、B、AB	O
B×B	B、O	A、AB
B×O	B、O	A、AB
B×AB	A、B、AB	O
AB×O	A、B	AB、O
AB×AB	A、B、AB	O
O×O	O	A、B、AB

4. 不规则显性遗传

一般情况下，拥有显性等位基因的个体应该发病；但由于某种原因，有些杂合子（Aa）并不发病，有时表现程度可能有差异，这种情况称为不规则显性（irregular dominance）。

这些不表现出显性性状的个体称为顿挫型（forme fruste），即本身虽具有致病显性等位基因却不表现出疾病性状，但可以把显性致病等位基因传递给后代而发病。产生这种现象的可能原因是受修饰基因的影响而不表现出临床症状，失去了显性等位基因的特点；也可能受限于检测技术，未能及时发现疾病的早期异常或表现。

修饰基因（modified gene）是指本身没有表型效应，但能影响主基因的功能，使主基因的表型不完全或削弱主基因的作用，从而出现各种表现度和不完全的外显率。多指（趾）症 AI 型属于不规则显性遗传病。

5. 延迟显性遗传

有些显性遗传病并非在生命的早期即表现出来，而是在达到一定的年龄后才出现症状，这种情况称为延迟显性（delayed dominance）。

延迟显性的特点是最年轻一代的患者比例常不足 1/2。如：亨廷顿病（Huntington disease）属于此类疾病。此病的致病基因 *HTT* 位于 4p16.3。杂合子（Aa）在 20 岁时只有 1‰发病，40 岁时有 38%发病，到了 60 岁有 94%发病。年龄与这类疾病的发病具有一定的相关性。本病杂合子个体发育早期，致病基因并不表达，但到一定年龄后，致病基因的作用才随着表达产物的积累逐步表现出来。

二、常染色体隐性遗传病

控制遗传性状或遗传病的基因位于常染色体上，其性质是隐性的，在杂合状态时不表现相应性状，只有隐性等位基因纯合子（aa）方得以表现，这种遗传方式称为常染色体隐性遗传（autosomal recessive inheritance，AR）。由这种致病基因所引起的疾病称为常染色体隐性遗传病。

眼皮肤白化病 IA 型、先天性聋哑和苯丙酮尿症等属于常染色体隐性遗传病。对于经典的眼皮肤白化病 IA 型患者，其全身黑色素细胞均缺乏黑色素，所以皮肤、毛发多呈白色。本病患者只有当一对等位基因是隐性致病基因纯合子（aa）时才发病，所以患者的基因型都是纯合子(aa)。当一个个体为杂合状态(Aa)时,虽然本人不发病,但系致病等位基因的携带者(carrier),能将致病等位基因 a 传给后代。因此,患者父母双方如果表型均正常则都应是致病基因(Aa)的肯定携带者(obligatory carrier)。如果两个杂合子(Aa)婚配,后代子女患者(aa)占 1/4,表型正常者占 3/4。表型正常的人中 1/3 的基因型为纯合子(AA);2/3 的为杂合子(Aa),是致病基因的可能携带者(probable carrier)。

三、性染色体遗传病

性染色体上的基因所控制的遗传性状或遗传病,在遗传上总是与性别相关的。目前已知的性连锁遗传的致病基因大多在 X 染色体上,与性别相关联的遗传方式称为性连锁遗传(sex-linked inheritance)。与女性具有 2 条 X 染色体不同,男性的细胞中只有 1 条 X 染色体,而 Y 染色体上缺少同源节段,因此只含有成对的等位基因中的 1 个基因,故称为半合子(hemizygote)。

(一)X 连锁遗传

1. X 连锁显性遗传

一些性状或遗传病相关的基因位于 X 染色体上,其性质是显性的,这种遗传方式称为 X 连锁显性遗传(X-linked dominant inheritance,XD),这种疾病称为 X 连锁显性遗传病。X 连锁显性遗传病有:抗维生素 D 佝偻病、色素失调症、高血氨症 I 型和口面指征 I 型等。

由于致病基因是显性的,并位于 X 染色体上,因此,不论男性($X^A Y$)和女性($X^A X^a$、$X^A X^A$),只要有一个此类致病等位基因 X^A 就会发病。与常染色体显性遗传不同之处在于,女性患者既可将致病基因传给儿子,又可以传给女儿,且机会均等;而男性患者只能将致病基因传给女儿,不传给儿子。由此可见,女性患者多于男性,大约为男性的 2 倍。另外,从临床上看,女性患者大多数是杂合子,病情一般较男性轻,而男患者病情较重。

抗维生素 D 佝偻病(vitamin D resistant ricket,VDRR)的基因定位于 Xp22.2-22.1。VDRR 是一种以由低磷血症导致骨发育障碍为特征的遗传性骨病。患者主要是肾远曲小管对磷的转运机制有障碍,因而尿排磷酸盐增多,血磷酸盐降低而影响骨质钙化。患者身体矮小,有时伴有佝偻病等各种表现。患者用常规剂量的维生素 D 治疗不能奏效,故称为抗维生素 D 佝偻病。从临床观察,女性患者的病情较男性患者轻,多数只有低血磷,佝偻症状不太明显,表现为不完全显性,这可能是女性患者多为杂合子,其中正常 X 染色体的基因还发挥一定的作用,且由于女性具有 X 染色体随机失活现象而有一定的概率失活突变的染色体。

男性患者($X^A Y$)与正常女性($X^a X^a$)结婚,所生子女中,儿子全部正常,女儿全部发病;女性杂合子患者($X^A X^a$)与正常男性($X^a Y$)结婚,子女中正常与患者各占 1/2。

2. X 连锁隐性遗传

一种性状或遗传病有关的基因位于 X 染色体上,这些基因的性质是隐性的,并随着 X 染色体传递,其遗传方式称为 X 连锁隐性遗传(X-linked recessive inheritance,XR)。

以隐性方式遗传时,由于女性有 2 条 X 染色体,当隐性致病基因在杂合状态($X^A X^a$)

时,隐性基因控制的性状或遗传病不显示出来,这样的女性表型正常,但她是致病基因的携带者。只有当 2 条 X 染色体上的等位基因都是隐性致病基因时,该个体为隐性纯合子(X^aX^a)时才表现出来。在男性细胞中,只需 X 染色体上有 1 个隐性致病基因(X^aY)就可发病。

进行性假肥大性肌营养不良、红绿色盲、无丙种球蛋白血症、肾性尿崩症、血友病 A 和血友病 B 等均属于 X 连锁隐性遗传病。色盲有全色盲(achromatopsia)和偏色盲之分。前者不能辨别任何颜色,一般认为呈常染色体隐性遗传;后者以红绿色盲(red-green blindness)最为常见,表现为对红绿色的辨别力降低,呈 X 连锁隐性遗传,致病基因定位于 Xq28。

(二)Y 连锁遗传

如果致病基因位于 Y 染色体上,并随着 Y 染色体传递,故只有男性才出现症状。这类致病基因只由父亲传给儿子,再由儿子传给孙子,女性则不会出现相应的遗传性状或遗传病,这种遗传方式称为 Y 连锁遗传(Y-linked inheritance)。由于这些基因控制的性状只能在雄性个体中表现,这种现象又称为限雄遗传(holandric inheritance)。

我国发现一个视网膜色素变性的家系(4 代共 26 人),8 例患者均为男性,女性正常且后代亦无患者,很可能属 Y 连锁遗传。另外,耳道多毛症大多呈 Y 连锁遗传。

第三节　基因与多基因遗传病

一些常见的先天畸形(congenital malformation)和常见复杂疾病,其发病率一般都超过 1/1000,疾病的发生都有一定的遗传基础,并常出现家族倾向。但这些疾病不是单基因遗传,患者同胞的发病率不遵循 1/2 或 1/4 的规律,仅 1%～10%。这些疾病有多基因遗传基础,故称为多基因病(polygenic disease)。正因为它们的遗传基础很复杂,且受到环境因素的影响,故这类疾病又称为遗传易感性疾病或遗传倾向性疾病。

1. 易患性与发病阈值

在多基因遗传病中,个体的发病与遗传因素和环境因素均相关。由遗传因素决定一个个体患病的风险称为易感性(susceptibility)。由遗传因素和环境因素共同作用决定的一个个体的患病风险称为易患性(liability)。

易患性的变异与多基因遗传性状一样,在群体中呈正态分布,即群体中大多数个体的易患性近似平均值,易患性很高或很低的都很少。当个体的易患性达到一定程度,即阈值(threshold)时,这个个体就要患病。因此,易患性的变异在群体中的分布就被阈值分为两部分:大部分为正常个体,小部分为患者。阈值代表在一定条件下患病所必需的最低的易患基因的数量。

2. 遗传率

遗传率或遗传度(heritability)是指在遗传因素与环境因素共同引发的多基因遗传病中,表示遗传因素作用程度大小的一种指标。遗传率用于衡量多基因遗传病中遗传因素与环境因素两者的相对作用大小。遗传率一般用百分率(%)来表示。一种遗传病如果完全由遗传因素决定,其遗传率就是100%。在多基因病中,遗传率可高达70%~80%,这表明其遗传因素在决定易患性变异和发病上起着重要作用,而环境因素的影响较小;反之,遗传因素则是次要的。

一、先天畸形

(一)先天畸形的概念

先天畸形(congenital anomaly;malformation)又称出生缺陷(birth defect),是指由各种原因引起的生殖细胞、胚胎和胎儿的发育障碍,导致机体形态、功能和代谢的异常。先天畸形可由遗传因素、环境因素或两者的相互作用而引发。

近年来,人类生活环境受到不同程度污染,使人类先天畸形的发生有明显的增长趋势。因此,控制人类先天畸形的环境危险因素显得尤为重要。

常见的先天畸形有脊柱裂、腭裂、唇裂、先天性心脏病、先天性幽门狭窄、先天性髋关节脱臼、先天性单肾和先天性巨结肠症等。

(二)先天畸形的遗传因素

先天畸形的病因既有遗传因素,也有环境因素,以及两者之间的共同作用。遗传因素有染色体畸变、单基因遗传和多基因遗传等。由遗传因素和环境因素引起的先天畸形属于多基因遗传病,也是最常见的。在先天畸形中,当遗传因素起决定作用时,也常由环境因素诱发了基因突变或染色体畸变;同时,当环境因素起决定作用时,畸形的发生常与母体和胎儿的基因型有关。由此可见,遗传或基因因素在先天畸形的发生中起着基础作用。

先天畸形的子女受累风险明显高于一般群体(见表4-3),了解这一特点对于优生优育非常重要。研究发现,先天畸形的发生与多种基因异常有关,如:发育调节基因、转录因子类基因、原癌基因、抑癌基因、生长因子及其受体基因、蛋白激酶C相关基因和同型半胱氨酸代谢相关基因等有关。

表4-3 多基因遗传先天畸形患者子女受累的风险与一般群体的发病率

畸形类型	患者子女受累风险/%	一般群体发病率/%
先天性巨结肠	2.00	0.02
尿道下裂	6.00	0.80
马蹄内翻足	1.40	0.13
先天性髋关节脱位	4.30	0.07
室间隔缺损	4.00	0.20
先天性幽门狭窄	4.00(受累父亲),13.00(受累母亲)	0.30
腭裂	6.20	0.04
脊柱裂	2.00	0.30

(三)先天畸形的环境因素

有多种环境因素可引发先天畸形。

1．物理因素

X线、同位素和其他外源性离子辐射对分裂细胞具有影响，包括杀伤细胞、抑制有丝分裂、改变细胞的正常迁移和彼此联系，以及造成基因突变和染色体畸变等。

当受精卵在植入前期受到大剂量照射可导致胚胎死亡，这是由于致死性染色体畸变或细胞分化受损所致。此外，离子电磁辐射有较强的致畸作用；紫外线对 DNA 修复机制有缺陷的患者是一种致突变因子。通常诊断性 X 线检查对胎儿的危害不大，但剂量较大的治疗用 X 线有致畸的危险。

2．化学因素

现已发现多种药物具有致畸作用。四环素类抗生素可与骨盐形成复合物，使牙变色；链霉素可致胎儿耳聋。麻醉药苯妥英钠可导致轻、中度生长发育及智力障碍。抗癫痫药三甲双酮会造成胎儿智力低下、发育缓慢、面部发育不良、唇腭裂、房间隔缺损及两性畸形等。孕妇服用抗凝剂丙酮苄羟香豆素，可引起胎儿软骨发育不良，多表现为低出生体重及智力低下，中枢神经系统有异常。抗叶酸剂氨基蝶呤也可造成胎儿多发畸形。激素类药物去甲睾丸酮衍生物用于避孕时，可使女胎男性化；雌激素复合物氯蔗酚胺可致畸，使非整倍体增加，可出现椎骨、心脏、肢体的畸形；皮质激素有诱发缺肢、先天性心脏病的危险；胰岛素可使神经管缺陷增多，还可造成先天性心脏病和肢体缺陷。因此，孕妇用药必须慎重。

3．生物因素

多种病毒感染可引起先天畸形。主要的病毒有风疹病毒、巨细胞病毒、水痘病毒及单纯疱疹病毒 B。另外，弓形虫等寄生虫感染也可致畸。由此可见，生物因素在致先天性畸形中也是较重要的因素。由于病毒是引起感冒的主要原因，所以孕妇在怀孕初期（3 个月内）应尽量避免感冒。

二、常见的遗传易感性疾病

成人许多常见的慢性病、多发病（如原发性高血压、糖尿病、动脉粥样硬化、冠心病、精神分裂症和哮喘病等）都属于多基因病。这类疾病的发病是由遗传因素和环境因素共同作用的结果。在任一个体中，若多种致病基因共同作用时，其潜在发病危险性就大。当个体继承的致病基因组合超过"危险阈值"时，环境因素就可决定疾病的表现和严重程度。当家庭成员患同一种疾病时，该个体继承与患者相同或极相似的基因组合，这种情况发生的可能性在一级亲属中明显大于较远的亲属。

（一）冠状动脉粥样硬化性心脏病

冠状动脉粥样硬化性心脏病（coronary atherosclerotic heart disease），简称冠心病，是指冠状动脉粥样硬化使血管腔狭窄或阻塞和（或）冠状动脉功能性改变（痉挛），进而导致心肌缺血缺氧或坏死而引发的心脏病。动脉粥样硬化可引发多种病症，而冠心病是动脉粥样硬化导致器官病变的最常见类型，它不仅具有基因病因，还伴有许多环境因素作用。

1．遗传因素

男性、家族史、高脂血症、高血压、糖尿病和肥胖症等是引发冠心病的危险因素。

（1）年龄因素。冠心病多见于 40 岁以上的中老年人,49 岁以后进展较快,心肌梗死与冠心病的猝死发病与年龄成正比。

（2）性别因素。年轻的男性患者比年轻的女性患者多,但绝经后的女性以及年过 60 的妇女,其罹患冠心病的风险与男性的相近,甚至大于男性的。冠心病患者大多在 45 岁以上,男性有较高的患病风险,这在群体和受累家族中都是如此。而当女性为先证者时,其亲属中的再发风险较高(见表 4-4)。这种情况称为卡特效应(Carter effect),即群体中患病率较低但阈值较高性别的先证者,其亲属再发风险相对增高;相反,群体中患病率相对高但阈值较低性别的先证者,其亲属再发风险相对较低。

表 4-4 冠心病男女性先证者与死亡风险关系

亲属关系	死亡风险
男性先证者的男性亲属	1/12
男性先证者的女性亲属	1/36
女性先证者的男性亲属	1/10
女性先证者的女性亲属	1/12

（3）基因因素。研究发现,肥胖冠心病患者载脂蛋白 E(apolipoprotein E)ε4 等位基因频率较健康人增高,且具有升高总胆固醇的作用,而 *ApoE ε2* 等位基因则有降低总胆固醇、低密度脂蛋白胆固醇的作用。

目前,除 *APOE*、*PCSK9*、*ANGPTL4*、*SORT1* 等脂代谢相关基因已知与冠心病相关外,全基因组关联研究、荟萃分析及动物实验等进一步发现了 *EDN1*、*FNDC3B*、*CCM2*、*TRIM5* 等基因与冠心病的发生相关,呈现出多基因遗传的典型特点。

（4）疾病因素。如果患有糖尿病或高血压,将增加患冠心病的危险。男性糖尿病患者罹患冠心病的概率,是其他男性的 2 倍;女性糖尿病患者罹患冠心病的概率,则是其他女性的 5 倍。有高血压表示心脏需加倍工作,心脏病发作的概率也越高。血压升高也可以是冠心病的独立危险因素。高血压病患者患本病的概率是血压正常者的 4 倍。

（5）体重因素。体重超重者,患冠心病的可能性就比体重正常的人要大。体重超重大于 20% 的人,其心脏病发作的可能性比体重正常者高 3 倍。

（6）血脂因素。血液中的脂肪称为血脂。由于遗传因素,或脂肪摄入过多,或脂质代谢紊乱可导致血脂异常。总胆固醇、甘油三酯、低密度脂蛋白胆固醇增高与本病有关,而高密度脂蛋白降低者易患本病。血胆固醇量每 100mL 最好低于 200mg(5.2mmol/L);其含量越高,罹患冠心病的危险性就越高。因此,为早期预防疾病,中老年人应每年检查一次血脂。

2. 环境因素

吸烟、久坐不动、精神紧张等非遗传因素增加了罹患冠心病的风险。

统计表明,吸烟者罹患冠心病的可能性比不吸烟者的至少增大 2 倍,且与每日吸烟支数成正比。在 35～45 岁的年龄中,吸烟者死于冠心病的人数是不吸烟者死于冠心患者数的 5 倍以上。从事久坐不动的工作者,罹患冠心病的可能性比从事包括体力劳动在内的工作者的要大。此外,经常进食高热量饮食、较多的动物脂肪、胆固醇者易患本病,同时食量大者也易患本病。持久的精神压力也是本病公认的致病因素之一。脑力劳动者精神紧张程度大于体力劳动者，经常有紧迫感的工作者也较易患病。

以上因素中，血压过高、体重超标和胆固醇过高是导致冠心病的三大危险因素。

(二)高血压

1.血压

血压(blood pressure,BP)是指血管内的血液对血管壁的侧压力。由于心脏的搏动推动血液流动，流动力与阻力相互作用的结果形成血压，是重要的生命体征。

心脏在收缩期射出的血液推进的力量大，因此收缩期动脉血压升高到最高值，此时的血压称为收缩压。心脏舒张期就停止射血，血液依靠主动脉的弹性推血前进，动脉血压降到最低值，此时的血压称为舒张压。血压值受多种因素的影响，情绪激动、紧张和运动等均可使血压暂时升高。

根据《中国高血压防治指南(2024年修订版)》(见表4-5)，在未使用降压药的情况下诊室血压≥140/90mmHg，或家庭血压≥135/85mmHg，或24h动态血压≥130/80mmHg，白天血压≥135/85mmHg，夜间血压≥120/70mmHg，定义为高血压。根据诊室血压升高水平，将高血压分为1级、2级和3级。

表4-5　《中国高血压防治指南(2024年修订版)》中的血压水平标准与分类

分类	收缩压/mmHg		舒张压/mmHg
正常血压	<120	和	<80
正常高值	120~139	和(或)	80~89
1级高血压(轻度)	140~159	和(或)	90~99
2级高血压(中度)	160~179	和(或)	100~109
3级高血压(重度)	≥180	和(或)	≥110
单纯收缩期高血压(ISH)	≥140	和	<90
单纯舒张期高血压(IDH)	<140	和	≥90

注：当收缩压和舒张压分属于不同级别时，以较高的分级为准。1mmHg=0.133kPa。

2.高血压

高血压有两个不同的概念。它既可以指肱动脉体外测量所得的血压高于正常的现象，也可以指以体循环动脉血压[收缩压和(或)舒张压]增高为主要特征(收缩压≥140mmHg，舒张压≥90mmHg)，可伴有心、脑、肾等器官的功能或器质性损害的临床综合征。情绪激动、其他疾病(如急性肾小球肾炎、肾动脉狭窄等)和服用某些药物均可引起血压升高。

原发性高血压是排除症状性高血压后，找不到具体发病原因的高血压；由其他疾病引起的血压升高则称为继发性高血压。原发性高血压占所有高血压的90%以上，有家族聚集倾向。

高血压是最常见的心血管疾病，是全球性的重大公共卫生问题之一。我国高血压发病率也较高，男性发病率高于女性，东部、中部和东北部地区高血压发病率高于西部地区。

　　高血压是多因素疾病,临床治疗中应根据患者的临床表现、遗传背景、社会背景和个性背景,因人而异地做出最佳选择。

　　3. 高血压的遗传因素

　　高血压是一种复杂的多基因遗传病。高血压具有家族聚集现象和复杂的遗传方式,其遗传率约为 30%～60%,而以多基因遗传为主。

　　据调查发现,许多高血压患者有家族史。父母双方一方有高血压者,其子女要比双亲均无高血压的子女高血压患病率高出 1.5 倍;双亲均有高血压者,则其子女高血压患病率要高 2～3 倍。

　　分子遗传学研究表明,肾素-血管紧张素-醛固酮系统、G 蛋白信号转导系统、去甲肾上腺素、离子通道和免疫-炎症系统等相关基因,可分别从血压生理、生化、代谢等途径参与人体血压调控,相关易感(候选)基因几乎分布于所有染色体的不同区域。其中,原发性高血压与 2 个重要的基因——血管紧张素转化酶(angiotensin converting enzyme,*ACE*)基因和血管紧张素原(angiotensinogen,*AGT*)基因密切相关。AGT 是在肝脏中形成的一种球蛋白,作为血管紧张素的前体,在肾素作用下变为血管紧张素Ⅰ(angiotensin Ⅰ),然后在 ACE 作用下进一步变为血管紧张素Ⅱ(angiotensin Ⅱ)。血管紧张素Ⅱ与血管的构建和细胞生长有关,并决定血压、体液和离子的稳定性。AGT 表达增加,血管紧张素Ⅱ也相应提高。某些激素对血压的影响也是通过血管紧张素原而实现的。

　　有高血压家族史的人,又有不良嗜好和不良的刺激,常容易发生高血压。但如果养成良好的生活习惯(如少吃盐、不吸烟、不饮酒、不肥胖),可以极大限度地避免罹患高血压。

　　4. 影响高血压发病的其他因素

　　肥胖及性格、精神神经、膳食和职业等因素、吸烟也与高血压有密切关系。

　　(1)肥胖。肥胖者体内血容量增加,肾上腺素活性增高。在高血压患者群中,30% 以上属于肥胖。中国人群平均体重指数(kg/m²)中年男性约 21.0～24.5,中年女性约 21～25。人群体重指数的差别对人群的血压水平和高血压患病率有显著影响。如:我国人群的血压水平和高血压患病率北方高南方低,地区差异很大,与人群体重指数的差异相平衡。

　　(2)性格因素。易急躁、易发怒、易激动的人更容易罹患高血压。这是由于这些人体内的肾上腺素、去甲肾上腺素、多巴胺等水平明显高于正常人。

　　(3)精神、神经因素。长期处于精神紧张状态或常受到精神刺激的人易患高血压。这些人包括飞机驾驶员、脑力劳动者和汽车司机。

　　(4)膳食因素。食盐摄入过多是引起高血压的最常见、最重要的原因之一。北方人的口味比南方人的重,所以北方人高血压的发病率比南方人高一些。WHO 建议健康成年人每日食盐摄入总量控制在 5g 以下。饮酒过量、长期喝咖啡、缺钙、过食油腻食物等膳食因素也可引起高血压。

　　(5)职业因素。从事脑力劳动、紧张工作和长期接触噪声的人易患高血压。

　　(6)吸烟。烟草中含有烟碱、尼古丁和微量元素镉(Cd)等可使血管活性物质升高,诱发血管痉挛,引起血压升高。

(三)糖尿病

1.糖尿病的定义

糖尿病(diabetes mellitus,DM)是体内胰岛素分泌量不足或胰岛素效应差,葡萄糖不能进入细胞内,导致血液中的葡萄糖升高、尿糖增加的一种内分泌疾病。糖尿病可伴发各种器官,尤其是眼、心、血管、肾、神经损害或器官功能不全或衰竭,导致残疾或早亡。糖尿病的典型症状是"三高一低",即多饮、多食、多尿和体重减轻。糖尿病是继心脑血管疾病和肿瘤之后的第三大非传染性疾病,而且现在的糖尿病有扩大化和年轻化的倾向。一旦糖尿病发生,目前不能根治,不仅降低患者的生活质量,而且给社会、家庭和个人带来沉重的经济和精神负担。由于糖尿病本身及其并发症对人们的身心健康危害越来越大,所以我们需要提高该病的检出率、知晓率和控制率,以达到有效预防和控制该病的目的。

2.糖尿病的诊断

糖尿病的自然病程因类型而异。起病可急可缓,进展快慢不一,但一般可分为血糖调节正常、血糖调节受损和糖尿病 3 个阶段。成人正常空腹血糖值为 3.9~6.0mmol/L。糖尿病危险人群(老年人,肥胖、有糖尿病家族史、高血压、高血脂、有妊娠糖尿病史、应激性高血糖等),或有糖尿病症状(多尿、乏力、口渴、体重降低、皮肤瘙痒或反复感染等),空腹血糖≥7.0mmol/L,或者任一次血糖值≥11.1mmol/L,可诊断为糖尿病。如空腹血糖≥6.1mmol/L 但<7.0 mmol/L,则称为空腹血糖受损(impaired fasting glucose,IFG)。

3.糖尿病的分型

目前将糖尿病分为 4 型。

(1)1 型糖尿病。这类糖尿病曾称胰岛素依赖型糖尿病(insulin-dependent diabetes mellitus,IDDM),属于自身免疫性疾病。这型患者的血浆胰岛素水平低于正常低限,体内胰岛素绝对不足,必须依赖外源性胰岛素治疗。多见于儿童和青少年,常有糖尿病家族史,起病急,症状较重。

(2)2 型糖尿病。这类糖尿病曾称非胰岛素依赖型糖尿病(non insulin-dependent diabetes mellitus,NIDDM),多为自主神经类型。这是最常见的糖尿病类型,占全世界糖尿病患者总数的 90%,在我国约占 95%。发病年龄多见于中老年人,起病较慢,症状较轻或没有症状,不一定依赖胰岛素治疗。

(3)妊娠糖尿病(gestational diabetes mellitus,GDM)。这是指妊娠期发生或首次发现的糖尿病或糖耐量异常。GDM 作为孕期最常见的并发症之一,可显著增加孕妇及其后代不良结局的发生风险。

(4)其他型糖尿病。这种类型的糖尿病往往是其他疾病的伴随症状或并发症。如:感染性糖尿病、药物及化学制剂引起的糖尿病、内分泌疾病伴发的糖尿病、胰腺疾病伴发的糖尿病等。

4.糖尿病的遗传因素

总体而言,引起各类糖尿病的病因可归纳为遗传因素和环境因素两大类。不同类型糖尿病中此两类因素在性质及程度上明显不同,例如,单基因突变糖尿病中,以遗传因素为主;而在化学毒物所致糖尿病中,环境因素是主要发病机制。最常见的 1 型糖尿病及

2 型糖尿病则是遗传因素与环境因素相互作用的结果。

(1)1 型糖尿病的遗传因素。作为一种遗传异质性自身免疫性疾病,1 型糖尿病的遗传研究主要集中在确定与这种多因素表型易感性增加有关的基因位点。多年来的研究资料显示,人类白细胞抗原(human leucocyte antigen,*HLA*)基因是 1 型糖尿病最主要的易感基因,可以解释该病 40%～50% 的遗传易感性,且主要为 *HLA-DQ*、*HLA-DR* 基因。除 *HLA* 基因以外,与 1 型糖尿病相关的基因还有白介素 6(interleukin,*IL6*)、蛋白酪氨酸磷酸酶-非受体型 22(protein tyrosine phosphatase non-receptor type 22,*PTPN22*)、2′,5′寡聚腺苷酸合成酶 1(2′,5′-oligoadenylate synthetase 1,*OAS1*)、趋化因子受体 5(chemokine receptor 5,*CCR5*)基因等。

(2)2 型糖尿病的遗传因素。目前认为,大多数 2 型糖尿病属多基因遗传。现有研究发现 2 型糖尿病的易感基因主要包括四类:胰岛素分泌及其相关基因(*KCNJ11*、*ABCC8*、*INSR*、*GPD2*、*IRS1* 和 *IRS2* 等)、葡萄糖代谢及其相关基因(*GCK*、*SLC30A8*、*SLC2A4* 等)、脂肪代谢及其相关基因(*PPARG*、*LIPC* 等)、其他相关基因(*HNF4A*、*IGFBP2*、*CDKAL1*、*TCF7L2* 和 *WFS1* 等)。

5.糖尿病的常见危险因素

糖尿病的常见危险因素如下。

(1)饮食因素。能量物质摄入过多,膳食纤维、维生素、矿物质摄入过少,以及体力活动太少等等,易引起肥胖。肥胖是诱发糖尿病的重要因素之一,超过理想体重 50% 者比正常体重的糖尿病发病率高 12 倍。

大多数 2 型糖尿病患者体型肥胖,其中向心性肥胖引起的危险性更大。向心性肥胖指患者体内脂肪沉积是以心脏、腹部为中心而开始发展的一种肥胖类型。这种肥胖主要由脂肪细胞体积的肥大而非脂肪细胞数量的增生引起;这种肥大的脂肪细胞上胰岛素受体数目减少,易发生胰岛素抵抗,是发生糖尿病的重要指征。

肥胖时脂肪细胞膜和肌肉细胞膜上胰岛素受体数目减少,对胰岛素的亲和能力降低、体细胞对胰岛素的敏感性下降,导致糖的利用障碍,使血糖升高而出现糖尿病。

(2)生理病理因素。年龄增大、妊娠、高血压、高血脂等是糖尿病的危险因素。超过40 岁的人,如果有家族糖尿病史或肥胖,尤其容易患糖尿病。妊娠期间雌激素增多,而雌激素一方面可以诱发自身免疫,导致胰岛 β 细胞破坏;另一方面,雌激素又有对抗胰岛素的作用。因此,多次妊娠可诱发糖尿病。分娩过巨大胎儿(体重超过 4.5kg)、多次流产或死胎,也可引起血糖和尿糖水平升高。

(3)感染。感染在糖尿病的发病诱因中占非常重要的位置,病毒感染是 1 型糖尿病的主要诱发因素。在动物研究中发现,多种病毒(如:脑炎病毒、心肌炎病毒和柯萨奇 B4 病毒等)可引起胰腺炎,从而导致胰岛素分泌不足而发生糖尿病。另外,病毒感染后还可使潜伏的糖尿病病情加重而成为显性糖尿病。

(4)环境因素。空气污染、噪声、社会的竞争、睡眠不规律等因素容易诱发基因突变,而突变基因随着上述因素的严重程度和持续时间的增长而越来越多,当突变基因达到一定程度(即"阈值")即诱发糖尿病。

三、遗传易感性疾病的特点

遗传易感性疾病是人类的多发病和常见病，是严重危害人类健康的疾病。随着进入老龄化社会，这类疾病的防治显得更加重要。

遗传易感性疾病主要有以下 6 个特点。

1.家族聚集倾向，但无明显的遗传方式

遗传易感性疾病是多基因遗传病，在系谱分析中可以发现它们不符合单基因遗传方式，同胞中发病率远低于 1/2 或 1/4，既不符合常染色体显性和隐性遗传，也不符合 X 连锁遗传，但这些疾病及其在子代的再发风险，表现出家族性聚集倾向。

2.发病风险与亲属级别有关

随亲属级别的降低，患者亲属发病风险迅速下降。特别在发病率低的疾病中，这个特点更为明显。

3.近亲婚配时，子女患病风险增加

由于近亲间含有相同的基因的可能性大，造成致病基因的积累效应。因此，近亲婚配时，子女患病风险增加，但增高的程度不如常染色体隐性遗传显著。

4.再现风险与病情严重程度有关

病情越重，再现风险越大，这说明遗传因素在病症发生中起着重要作用。

5.发病风险与家庭中患者数有关

在一个家庭中患病的人数越多，则发病风险越高。这是携带的易感基因的人数多所致。

6.若有性别差异，阈值也不同

当一种多基因病群体发病率在不同性别有明显差异时，表明不同性别的阈值高低是不同的。

根据卡特效应，发病率高的性别其阈值低，一旦患病，其子女的发病风险低；相反，发病率低的性别其阈值高，一旦患病，其子女的发病风险就高。这是因为发病率低的性别患者，只有带有相当的致病基因，才能超过较高的阈值而发病。如果已经发病，表明他（她）们一定携带着很多的致病基因，他（她）们的后代中发病风险将会相应增高，尤其是与其性别相反的后代。相反，发病率高的性别患者后代中发病风险将较低，尤其是与其性别相反的后代。例如：先天性幽门狭窄患者，男性发病率是女性的 5 倍（男 0.005，女 0.001）。如为男性患者，儿子发病风险为 5.5%，女儿发病风险为 1.4%；相反，如为女性患者，她儿子的发病风险则增大到 19.4%，女儿风险也增大到 7.3%。

第四节 基因与染色体病

一、人类染色体的基本特征

(一)染色体和染色质

染色体(chromosome)由核酸和蛋白质组成,是遗传物质的载体。染色体在细胞周期中经历凝缩和舒展的周期性变化。在细胞分裂中期染色体达到凝缩的高峰,形态恒定、轮廓清晰,是染色体观察的最佳时间。

染色质(chromatin)和染色体是同一物质在不同细胞周期、具有不同生理功能的不同表现形式。从细胞间期到细胞分裂期,染色质通过螺旋化凝缩成为染色体;而从细胞分裂期到细胞间期转化的过程中,染色体又解螺旋舒展成染色质。

(二)人类染色体的数目

人类体细胞是二倍体(2n),体细胞的染色体数目为 23 对,即 46 条。其中 44 条为常染色体,2 条为性染色体(X 和 Y)。正常男性染色体核型为 46,XY;而女性为 46,XX。

生殖细胞为单倍体,因此,精子的染色体为 22+X 或 22+Y;而卵子均为 22+X。一个配子(精子或卵子)的全部染色体称为染色体组(chromosome set),其上所包含的全部基因称为一个基因组(genome)。

每一对染色体由 2 条形态和功能均相同的染色体构成,它们分别来自父亲和母亲。因为它们在形态结构、大小及着丝粒位置等方面都相同,所以称为同源染色体(homologous chromosome)。在细胞分裂中期,每条染色体可分为 2 条完全相同的染色单体(chromatid),这就是人们常说的姐妹染色单体(sister chromatid)。在姐妹染色单体中含相同的一条 DNA 分子。2 条姐妹染色单体通过着丝粒(centromere)相连。染色体的长臂(q)和短臂(p)就是以着丝粒为界的。

二、染色体畸变

染色体畸变(chromosome aberration)是指染色体结构和数目的异常改变,可分为数目畸变和结构畸变两大类。

以人二倍体数目为标准,体细胞的染色体数目(整组或整条)的增加或减少,称为染色体数目畸变,可分为整倍性改变和非整倍性改变两种方式。

在体内外因素的作用下,染色体发生断裂,断裂片段未能在原位重接,即断裂片段移动位置与其他片段相接或丢失,则可引起染色体结构畸变,也称染色体重排。结构畸变主要包括缺失、重复、插入、易位、倒位和形成环状染色体等。

(一)染色体畸变发生的原因

1. 自发畸变

染色体畸变可以自发地产生,如在复制过程中发生错误,这种现象称为自发畸变。

2.诱发畸变

染色体畸变也可以通过体内外物理的、化学的以及生物因素的诱变作用而发生,这种现象称为诱发畸变。

3.遗传引起

染色体畸变还可从亲代遗传而来。遗传因素可以导致染色体畸变的发生,并且亲代生育年龄与下一代染色体异常的频率有极大的关系。当母亲孕育子女的年龄增大时,其子女发生非整倍体异常的频率要比一般人群高;如,孕母年龄大于 35 岁,则生育先天愚型的危险性就明显增高。

上述造成染色体畸变的原因中,最主要的是物理因素、化学因素和生物因素。总体而言,这些因素与导致基因突变的因素基本相同;但相较而言,引起染色体畸变的剂量或能量要大大超过引起基因突变的剂量或能量。

(二)染色体畸变的产生机制

1.染色体数目畸变产生的机制

染色体数目畸变包括整倍体改变和非整倍体改变,它们产生的机制存在差异。

(1)整倍体改变。整倍体改变是指染色体的数目变化是单倍体(n)的整倍数,即以 n 为基数,整倍地增加或减少。

超过二倍体的被称为多倍体,人体中常见的多倍体主要为三倍体和四倍体。

三倍体形成的机制主要为双雄受精或双雌受精;而四倍体产生的机制主要为核内复制异常(在一次细胞分裂时,DNA 复制两次而细胞仅分裂一次)和核内有丝分裂异常(在细胞分裂时,染色体正常复制后,在分裂中期时由于核膜、纺锤体等异常未能正常分裂)。

(2)非整倍性改变。非整倍性改变是指一个体细胞的染色体数目增加或减少了一条或数条,这是临床上最常见的染色体畸变类型,可分为亚二倍体和超二倍体。

非整倍体产生的机制主要为在性细胞成熟过程或受精卵早期卵裂过程中,发生了染色体不分离或染色体丢失。

2.染色体结构畸变产生的机制

染色体结构畸变的发生受多种因素(如物理、化学、生物学等因素和遗传因素等)的影响,其产生的基本机制是染色体断裂后,断裂片段的错误重接。

三、染色体病

由染色体数目或结构异常引起的疾病称为染色体病(chromosome disease)。其实质是染色体上的基因或基因群的增减或易位影响了众多基因的表达和生物学效应,因而妨碍了人体相关组织和器官的分化发育,最终造成机体形态和功能异常引起临床疾病。

由于染色体病通常涉及的基因较多,因此受累个体将出现先天性多发畸形、智力发育障碍、生长发育迟缓以及流产或死胎等临床症状。

按染色体种类和表型特点,染色体病可大致分为 3 种:常染色体病、性染色体病和染色体异常携带者。

(一)常染色体病

常染色体病是由常染色体数目或结构异常引起的疾病,约占染色体病的 2/3。

通常情况下,常染色体病具有一些共同的临床表现,如智力低下、生长发育迟缓,可伴有五官、四肢、内脏与皮肤等方面的异常。

1.常染色体病的类型

常染色体病包括三体综合征、单体综合征、部分三体综合征、部分单体综合征以及嵌合体等。

常见的有 21 三体综合征,18 三体综合征次之、偶见 13 三体和 5p-综合征等。下面仅简单介绍 21 三体综合征。

2.先天愚型

21 三体综合征(21-trisomy syndrome)也称 Down 综合征(唐氏综合征),或称先天愚型。

1866 年,英国医生兰登·唐(Langdon Down)首次描述了此病的症状表现,故以其姓氏命名(Down syndrome,DS)。

1959 年,法国细胞学家莱约尼(Lejeune)通过细胞生物学方法分析了 9 例先天愚型患儿经培养的成纤维细胞的染色体,证实了此病的病因是多了一条 G 组染色体(后来确定为 21 号),故又称之为 21 三体综合征。

21 三体综合征是人类最常见的一种染色体病,新生儿中的发病率约为 1/1000～2/1000,据估计我国目前约有 60 万以上的 21 三体综合征患儿。

先天愚型的发生与父母年龄有一定的关系。随着女性生育年龄的推后,生育先天愚型患儿的概率也随之增加;尤其当女性的生育年龄大于 35 岁时,发生率显著增高。这可能是由于孕妇年龄增长,卵巢中的卵子累积的细胞学异常和基因突变也随着增加。与之类似,有研究表明父亲的年龄也与本病的发生存在关联性,这可能是由环境污染导致的精子老化和/或突变引起;当父亲年龄超过 39 岁时,出生患儿的风险将显著增高。

(1)21 三体综合征的临床表现。21 三体综合征患儿具有典型的临床特征,其主要临床表现如下。①明显的智力发育异常:IQ 值在 20 到 60 之间,平均值为 40～50。②生长发育迟缓:出生时身长、体重低于正常儿童。③特殊面容:小头、耳位低、眼距宽、外眼角上斜、鼻梁低平、口常张开、舌大且常外伸。④多发畸形:50%伴有先天性心脏病,或伴有胃肠道畸形。⑤通贯掌。需要注意的是,上述是该病的典型症状,但不是所有患者均表现出上述所有特征,同时具备上述特征的患者是罕见的。

(2)21 三体综合征的主要病因。其病因是患者多了一条 21 号染色体,即 21 三体。

(3)21 三体综合征的核型。该病的核型主要有 3 种类型:完全型、易位型和嵌合型。①完全型 21 三体:这是最常见的类型,患者的核型是 47,XX,+21 或 47,XY,+21;具有较典型的临床表现,其发生与母亲的年龄密切相关。②易位型 21 三体:这种类型与母亲年龄的相关性不大。该型核型较多,最常见的是 D/G 易位,如 46,XX(XY),−14,+t(14q21q);其次为 G/G 易位,如 46,XX(XY),−21,+t(21q21q)。③嵌合型 21 三体:这型通常为 46,XX(XY)/47,XX(XY),+21。其临床症状取决于正常细胞和异常细胞之间的比例。

（二）性染色体病

性染色体病又称性染色体异常综合征，是指 X 或 Y 染色体发生数目或结构异常所引起的疾病。

常见的性染色体病有：①先天性睾丸发育不全综合征，即克兰费尔特综合征（Klinefelter syndrome），又称 XXY 综合征；②先天性卵巢发育不全综合征，即特纳综合征（Turner syndrome），又称 X 综合征；③脆性 X 染色体综合征等。

虽然正常个体体细胞中只有 1 对性染色体，但是由性染色体异常引起的性染色体病约占染色体病的 1/3；新生儿中性染色体病的总发病率大约为 1/500。

性染色体病的临床表现与异常的性染色体类型有关。一般而言，由于 X 染色体存在随机失活现象、Y 染色体外显基因少，通常性染色体病的临床表现要比常染色体病要轻些。除特纳综合征及部分患者外，大多数性染色体病患者在婴幼儿期间无明显临床表现，直到青春期第二性征发育障碍或异常就诊才会发现。

（三）染色体异常携带者

染色体异常携带者通常表型正常，但细胞遗传学检查为染色体核型异常的人。个体的染色体物质总量基本上仍为二倍体，但部分染色体结构存在异常。

染色体异常携带者所携带的染色体结构重排类型主要为易位、倒位两类；具体的种类繁多，已记录有 1600 余种（我国有 1200 余种）；涉及的染色体位置广泛，几乎涉及每号染色体的每个区带。

染色体异常携带者共同的临床症状是本人正常，但是在孕育后代时遇到困难，通常是在婚后不育、流产、死产、新生儿死亡、生育畸形和智力低下儿童时进行细胞遗传学检查才发现。在不育或流产夫妇中，染色体异常携带者的检出率较高，可占 3%～6%。

流行病学调查数据显示，欧美国家染色体异常携带者的频率为 0.25%，即 200 对夫妇中就有一对夫妻的一方为携带者；我国染色体异常携带者的频率为 0.47%，即 106 对夫妇中就有一对夫妻的一方为携带者。因为该部分个体具有隐匿性，因此对他们进行细胞遗传学检查，进行产前诊断，对防止染色体患儿的出生具有重要意义。

第五节　基因与肿瘤

一、肿瘤的基本知识

（一）肿瘤的概念

1. 定义

肿瘤（tumor）是机体在各种致瘤因子的作用下，局部组织的细胞异常增生而形成的新生物。这种新生物在多数肿瘤中常表现为局部的肿块。

2.肿瘤组织细胞与正常组织细胞的区别

机体在正常情况下,各种组织、细胞总是在不断地新生、成长、衰老和死亡,以满足机体的主要生理需要。

在炎症、损伤修复等病理状态下,机体的组织、细胞针对一定的刺激也产生适应性的增生。此种类型增生的组织结构与细胞的形态具有原组织、细胞的功能,当引起增生的原因消除后,增生就会停止。由此可见,这种增生对机体是有利的。

正常的细胞一旦恶变为肿瘤细胞之后,其组织细胞的结构、形态与正常组织细胞的差别很大,前者代谢旺盛,生长速度快,呈相对无限制性生长。其功能也不具有正常组织、细胞的功能。当致瘤的因素消除之后,肿瘤细胞的生长和代谢仍继续进行。

(二)良性肿瘤与恶性肿瘤的区别

根据肿瘤对人体的影响不同,可以把肿瘤分为良性肿瘤(benign tumor)与恶性肿瘤(malignant tumor)两大类,区别良性、恶性肿瘤,对于正确诊断和治疗具有重要的实际意义。

1.良性肿瘤

一般说来,良性肿瘤的组织结构、细胞形态与原正常组织、细胞相似,对机体的影响较小,易于治疗,而且疗效一般比较好。

良性肿瘤的命名是在其来源的组织名称后加一个"瘤"字,如脂肪组织的良性肿瘤称为脂肪瘤,而来源于腺上皮的良性肿瘤称为腺瘤。

2.恶性肿瘤

恶性肿瘤的组织结构、细胞形态与原正常组织差异较大,对机体的影响较大,治疗措施也较复杂,且效果还不十分理想。

恶性肿瘤的命名一般是在来源组织名称的后面加上"癌"或"肉瘤"。

(1)癌。源于上皮组织的恶性肿瘤称为癌(cancer)。

传说古人造字的时候,"癌"字是按照鬼的脸谱勾画出来的,至今,人们仍谈癌色变可能与其有一定的关系。从字面上看,"癌"字也不是好字。"癌"字由"疒""品""山"三部分组成,意思是,品山的病(疒)——死症。

英语中,"cancer"原意为蟹,表示癌瘤坚硬,并向四面扩展,形如蟹爪。

癌的命名也可根据来源而定,如:源于鳞状上皮的恶性肿瘤称为鳞状细胞癌,而源于腺上皮的恶性肿瘤称为腺癌。

(2)肉瘤。从间叶组织(包括结缔组织、脂肪、肌肉、脉管、骨及淋巴、造血组织等)发生的恶性肿瘤统称为肉瘤(sarcoma),如:纤维肉瘤、脂肪肉瘤、骨肉瘤等。

有些源于幼稚组织及神经组织的恶性肿瘤称为母细胞瘤,如神经母细胞瘤。这些恶性肿瘤,尽管称为瘤,其实它们的恶性程度是很高的。

还有一些恶性肿瘤是冠以人名,如:尤因肉瘤(Ewing sarcoma)、霍奇金肉瘤(Hodgkin sarcoma)。

(三)肿瘤的危害

1.良性肿瘤的危害

由于良性肿瘤的分化比较成熟,不浸润,不转移,停留在局部,所以一般对身体的影响较小,主要表现为局部的压迫和阻塞症状。例如,呼吸道、消化道的良性肿瘤主要是阻塞症状,分别表现为呼吸困难和消化道的梗阻。

有些部位的良性肿瘤对人体的影响可比较大,如:脑的良性肿瘤对身体影响较大,由于肿瘤的发生及继续增大,可以压迫或阻塞脑室系统而引起颅内压升高及相应的神经系统症状。

此外,内分泌器官的良性肿瘤可以产生激素,可造成全身的不良影响,如嗜铬细胞瘤可引起阵发性高血压。

2. 恶性肿瘤的危害

由于恶性肿瘤细胞的分化不成熟,生长的速度较快,浸润、破坏器官的结构和功能,尤其是可发生转移,故恶性肿瘤对身体的影响较大。

除了可以出现压迫和阻塞症状外,恶性肿瘤还破坏器官的结构,引起出血、发热、顽固性疼痛、严重消瘦、无力、贫血和全身衰竭等症状。

二、引起肿瘤的外因

在人们生活的环境中存在不少物理的、化学的和生物的致癌因子,它们在一定条件下可以诱发肿瘤。例如,各种电离辐射和紫外线照射可以引起白血病和皮肤癌等;多环芳烃化合物如 3,4-苯并芘(3,4-benzopyrene)可以引起肺癌等,黄曲霉素可以诱发肝癌,亚硝胺可以引起各种消化道肿瘤;某些病毒可以引起鼻咽癌、宫颈癌和白血病等。

(一)物理因素

有多种物理因素(如:紫外线、电离辐射、热辐射、纤维性物质和长期慢性机械性与炎性刺激)等可以引起肿瘤。

1. 紫外线

紫外线可引起 DNA 分子形成嘧啶二聚体,从而影响 DNA 的复制和转录。

人们经常接触来自阳光的紫外线,适量紫外线照射有利于维生素 D 的合成,可防止钙缺乏。正常人具有修复紫外线引起的 DNA 损伤的酶,但缺乏这种修复酶的人,易患皮肤癌。

紫外线引起的皮肤癌有种族差异:浅色皮肤的白人,受到长期大量的日光暴晒后易发生皮肤癌;而在黑色或其他肤色较深的种族中很少发生皮肤癌。

2. 电离辐射

γ射线、X线等电离辐射可直接或间接地引起 DNA 损伤,容易造成分裂旺盛细胞(血液细胞、骨髓细胞和生殖细胞)的癌变。

电离辐射引起的肿瘤有白血病、恶性淋巴瘤、皮肤癌、肺癌和甲状腺癌等。

3. 热辐射

在某些地区,热辐射引起的肿瘤较常见,且常有特殊的名字。我国西北部地区居民,在冬天常坐在炕上取暖,不少人臀部皮肤发生"炕癌"。南亚次大陆克什米尔人冬季习惯使用怀炉取暖,可引起腹部皮肤癌"怀炉癌"。皮肤瘢痕受热辐射后容易引起"瘢痕癌"。

4.纤维性物质

长期、大量吸石棉、玻璃丝等入肺可诱发肺癌和胸膜间皮瘤。

5.长期慢性机械性与炎性刺激

慢性刺激持续到一定的时间、达到一定的强度,可能引起肿瘤。如:舌癌常常发生在龋齿、断齿或义齿长期接触的部位;胆囊结石症容易合并胆囊癌等。

(二)化学因素

引起癌症的化学因素有很多种类。据估计,80%的人类癌症是由化学因素引起的。目前已知1100种以上的化学物质在动物实验中证明有致癌作用。这些致癌物质在外界的分布非常广泛,有工业的"三废"(废气、废液、废渣),有日用品(洗涤剂、油漆、除臭剂)和食物添加剂,也有药物等。

1.烷化剂

烷化剂(如芥子气、硫酸二乙酯等)是亲电子化合物,可引起碱基烷化而影响碱基配对。

2.多环芳烃

3,4-苯并芘、1,2,5,6-双苯蒽等是强烈的致癌剂。这类物质存在于沥青、煤炭、工厂的煤烟中,汽车、内燃机的废气中,以及烟草、熏鱼、熏肉中等。

3.亚硝胺类

亚硝胺类具有比较强烈致癌作用,可引起DNA-DNA交联(DNA分子间共价键结合),造成癌变。亚硝胺的前身物质二级胺和亚硝酸盐普遍存在于自然界中,如蔬菜、肉类、谷物及烟草等,变质的食物中含量更高。亚硝酸盐是鱼类和肉类的防腐剂、着色剂和腌制剂。因此,为预防癌症,应尽量少吃此类腌制加工食物。

亚硝胺与食管癌、胃癌、肝癌、鼻咽癌等有着密切的关系。

4.芳香胺类

印染工人长期接触芳香胺类物质易患膀胱癌。油漆工人长期接触苯胺等物质而又不注意防护也易患白血病。

5.金属

砷、铬和镉可分别引起人类的肺癌和前列腺癌。

(三)生物因素

近年来,霉菌及其毒素、病毒、寄生虫等生物因素与肿瘤的关系引起了人们的普遍重视。

1.霉菌及其毒素

霉菌在自然界广泛存在,可以污染各种粮食和食品,许多霉菌及其产生的毒素可引起肿瘤。

黄曲霉菌产生的黄曲霉素是一种强烈的致癌物质,可引起人类的多种肿瘤。

酸菜中白地霉菌产生的毒素具有促癌和致癌作用,可引起食管癌。

2.病毒

自从 1910 年发现病毒可引起动物肉瘤以来,已经知道有 150 多种病毒可引起肿瘤。1951 年格罗斯(Gross)证明小鼠白血病的无细胞提取物可导致白血病发生。1953 年,格罗斯和斯图尔特(Stewart)分别从鼠白血病细胞中分离到多瘤病毒。同年,罗夫(Rowe)、瓦尔德(Ward)和他们的同事在肿瘤细胞中分离到腺病毒。这些研究进展使病毒与肿瘤关系得到进一步的证实。

目前认为,乙型肝炎病毒可能与肝癌有关,Epstein-Barr(EB)病毒可导致伯基特淋巴瘤(Burkitt lymphoma)、鼻咽癌,人乳头瘤病毒可能引发宫颈癌等。

3.寄生虫

目前认为,血吸虫可引发膀胱癌和结肠癌,日本血吸虫、华支睾吸虫可引发肝癌等。

三、引起肿瘤的内因

肿瘤是否发生,除了与体外的致癌因素有关外,还取决于人体内抗癌能力的强弱。为什么在同样的环境条件下,有的人发生了癌症,而有的人却安然无恙呢?尽管人们都不断地接触各种致癌因子,却远非人人都发生肿瘤。这表明还存在个体的易感性,而易感性在很大程度上是遗传物质的结构或功能的异常到一定程度才能使正常细胞转变为癌细胞,但对不同的肿瘤,环境因素只是改变了遗传因素致瘤作用的大小。这显然与个人体内的抗癌能力有关。

除了基因因素外,人的精神状态、营养和维生素、免疫力和内分泌功能等,都与肿瘤的发生有一定的关系。

1.精神状态

大量资料表明,不少癌症患者都有长期精神上的过度紧张或抑郁等情况。

英国学者的一项对 250 例癌症患者的调查发现,64.2%的患者在癌症发生以前有过精神上强烈的刺激。由此可见,癌症的发生与高级神经的过度紧张有一定关系。

2.营养和维生素

营养不良可使机体抗病能力下降和免疫功能低下,易患肿瘤。

我国的一项实验结果显示,食入含蛋白质较高的食物,可以抑制动物肿瘤的发生。含膳食纤维丰富的食物可预防大肠癌的发生,而高脂肪饮食却可能与大肠癌的发生有关。

西方国家居民由于饮食中脂肪的比例过多,大肠癌的发病率很高;而非洲南部地区的黑人居民,由于平时以多纤维食物(如蔬菜、玉米)为主,因此,大肠癌发病率很低。

维生素对肿瘤的防治作用也很重要,其中维生素 A、E 和 C 的防癌作用比较肯定。如:动物实验和临床观察均发现,缺少维生素 A,容易受化学物质致癌;相反,补充维生素A,则可减少肿瘤的发生。维生素 E 和 C 有抗氧化作用,可以预防多种肿瘤。

3.免疫力

关于人体的免疫力与肿瘤发生的关系,已越来越受到人们的重视。许多免疫细胞和免疫球蛋白在肿瘤免疫中起到重要作用,可以对抗肿瘤;而免疫功能缺陷或低下者则易患肿瘤。如:有先天性免疫缺陷的人(如丙种球蛋白缺乏症等),要比正常人容易得癌;在器官移植而需长期使用大量免疫抑制剂的人,得肿瘤的几率比正常人要高出 100 倍。

4．内分泌功能

激素异常,有可能促发细胞的增殖与癌变。这类激素有雌激素、促性腺激素、促甲状腺激素和催乳素等。

内分泌紊乱与乳腺癌、宫颈癌、卵巢癌和甲状腺癌等癌症的发生有着密切的关系。

食用含植物雌激素高的食物(如:大豆等)可以防治某些肿瘤的机制之一就是对抗机体内过多的雌激素。

四、肿瘤发生中的遗传因素

1960 年诺埃尔(Nowell)和亨格福德(Hungerford)发现费城染色体(Philadelphia chromosome,Ph)与慢性粒细胞白血病(chronic myeloid leukemia,CML)密切相关。1964 年布鲁克斯(Brooks)和劳耶(Lawly)用实验证明致癌物可使 DNA 发生突变,同时也明确某些致癌物的致癌性与 DNA 亲和性之间具有直接关系。这些研究结果为明确环境因素与遗传因素互相作用在肿瘤中的作用奠定了理论基础和实验基础。

绝大多数肿瘤均有遗传因素和环境因素共同参与致病。有几种肿瘤如视网膜母细胞瘤、结肠息肉综合征、肾母细胞瘤和神经纤维瘤,被认为有明显遗传倾向。

关于肿瘤遗传有以下 4 种情况。

1．癌家族

癌家族(cancer family)是指一个家系的若干世代中有多个成员发生一种或几种不同类型的恶性肿瘤。这种家系中恶性肿瘤的发病率高(约 20%),发病年龄较早,通常按常染色体显性方式遗传,以腺癌发病率较高。有文献报道,癌家族与特定基因的变异和家族性免疫功能低下有关。

2．家族性癌

家族性癌(familial cancer)是指一个家族内多个成员患同一类型的肿瘤。

许多常见肿瘤(如乳腺癌、结肠癌、胃癌等)通常是散发的,但一部分患者有明显的家族史。例如,12%～25%的结肠癌患者有结肠癌家族史。

家族性癌中,患者的一级亲属中发病率通常高于一般人群的 3～4 倍。家族性癌具有肿瘤家族聚集现象,可能与家族成员对某些肿瘤的易感性增高有关。这类癌的遗传方式多呈多基因遗传。

3．肿瘤发病率的种族差异

某些肿瘤的发病率在不同种族中有显著差异。如:在新加坡,华人、马来人和印度人鼻咽癌发病率的比例为 13.3：3.0：0.4。移居到美国的华人的鼻咽癌发病率也比美国白人的高 34 倍。这说明鼻咽癌在华人中发病率较高,尤其是祖籍为广东的侨民。因而,鼻咽癌又有"广东癌"之称。有些肿瘤在有些民族中的发病率却很低。如黑人很少患 Ewing 骨瘤、睾丸癌、皮肤癌;日本妇女患乳腺癌比白人少,但松果体瘤却比其他民族多 10 余倍。种族差异主要是遗传差异,这也证明某些肿瘤发病中遗传因素起着重要作用。

4．遗传性肿瘤

有些肿瘤具有典型的遗传特征,按孟德尔方式遗传,称为遗传性肿瘤(genetic

tumor）。遗传性肿瘤由单个基因的变异引起，通常以常染色体显性方式遗传。主要的遗传性肿瘤有以下几种。

（1）家族性腺瘤性息肉病（familial adenomatous polyposis，FAP），又称家族性结肠息肉（familial polyposis coli，FPC）。这是以结直肠弥漫性腺瘤性息肉为表现的常染色体显性遗传病。此病在人群中的发病率为 1∶100000。表现为青少年时结肠和直肠有多发性息肉，其中一些可能恶变。90％未经治疗的患者将死于结肠癌。其致病的基因为腺瘤性结肠息肉病（adenomatous polyposis coli，*APC*）基因，定位于 5q22.2。

（2）1 型神经纤维瘤（neurofibromatosis 1，NF1）。此类肿瘤表现为外周神经多发性神经纤维瘤。其致病的基因为神经纤维瘤蛋白（neurofibromin 1，*NF1*）基因，它是抑癌基因，定位于 17q11.2。

（3）痣样基底细胞癌综合征（nevoid basal cell carcinoma syndrome，NBCCS）。多发性下颌骨角化囊肿、基底细胞癌、肋骨异常、掌趾部呈凹陷状等。一种由 patched 1（*PTCH1*）基因突变导致的皮肤基底细胞肿瘤，呈常染色体显性遗传。表现为皮肤基底细胞瘤、牙源性角化囊肿、肋骨和脊柱异常、面部器官间距较大、下颌前突。通常由紫外线辐射引起。*PTCH1* 基因位于 9q22.32。

（4）家族性恶性黑色素瘤（familial malignant melanoma）。它为起源于黑色素细胞的恶性肿瘤，多发生于皮肤。部分患者是由于周期蛋白依赖激酶抑制因子 2A（cyclin dependent kinase inhibitor 2A，*CDKN2A*）或周期蛋白依赖激酶 4（cyclin dependent kinase 4，*CDK4*）基因突变所致。*CDKN2A* 基因和 *CDK4* 基因分别定位 9p21.3 和 12q14.1。

五、肿瘤相关基因

肿瘤细胞的显著特征是细胞的自主性分裂不受体内生长调节系统的控制，失去细胞与细胞间及细胞与组织间的正常关系，因而肿瘤细胞可侵袭周围正常组织并发生转移（尤其是恶性肿瘤）。

科学家通过对肿瘤遗传家系的分析、流行病学以及大量的动物实验研究，证明肿瘤是一种环境因素与遗传因素相互作用导致的一类疾病。

肿瘤的发生与癌基因（oncogene）与抑癌基因（tumor suppressor gene）密切相关。许多癌基因是由正常的原癌基因（proto-oncogene，pro-onc）突变而来。原癌基因与抑癌基因是正常细胞中主要在胚胎期及生命早期表达的一类基因，其功能与调控细胞增殖和分化有关。原癌基因能促进细胞增殖、抑制细胞分化和细胞凋亡，而抑癌基因的作用则与之相反。正常状态下，这两类基因相互作用维持细胞正常的生长、分化、凋亡，当某种原因使原癌基因激活或抑癌基因失活，均可导致细胞过度增殖、分化、凋亡受阻，最终引发肿瘤。

肿瘤可以看作在个体遗传因素的基础上，尤其是在个体对肿瘤的遗传易感性基础上，致癌因子引起细胞遗传物质结构或功能异常的结果。这种异常大多数不是由生殖细胞遗传得来，而是在体细胞中新发生的基因突变所致。发生突变的癌前细胞在一些促癌因素的作用下发展为肿瘤。因此，多数肿瘤属于体细胞遗传病。

肿瘤作为一种体细胞遗传病，在其发生、发展过程中，某些基因及其异常起着重要作用。已知一些肿瘤是按照孟德尔方式遗传的,而在另一些肿瘤中,遗传的"易感基因"和环境因素共同发挥作用;还有一些肿瘤是由于特定基因发生体细胞突变引起的,这种突变虽然不是遗传得来的,但却发生在遗传物质上,因此也属于广义的遗传病范畴。

与肿瘤相关的基因有癌基因、抑癌基因和与肿瘤转移相关的基因。

(一)癌基因

癌基因(oncogene)是一类与细胞癌变有关的基因,其活性过强可导致细胞发生癌变。

1. 癌基因学说的提出

从 1940 年到 1960 年的 20 年是肿瘤研究发展的重要时期。在这个时期,科学家主要研究环境中的致癌因素及遗传因素与肿瘤关系。直到 1952 年,博伊兰(Boyland)第一次证明了致癌物主要作用于 DNA 而并非作用于酶和蛋白质,此时期人们并不知基因为何物。1953 年沃森和克里克首次提出 DNA 双螺旋结构模型,此模型为 DNA 复制和遗传持续性提供分子水平的依据,为后来分子生物学的迅猛发展开启大门。

1969 年,美国科学家休布纳(Huebner)和托达罗(Todaro)在《美国科学院院刊》(*Proceedings of the National Academy of Sciences of the United States of America*)发表了癌基因(oncogene)假设,他们认为人体细胞基因上携带有内在的病毒基因,这种基因被活化时具有转化细胞的能力。20 世纪 70 年代后期,第一个病毒基因 *Src* 被加利福尼亚大学的毕晓普(Bishop)和瓦尔穆斯(Varmus)从 Rous 肉瘤病毒中成功分离,并在人和动物的正常细胞中也成功找到了 *Src* 基因的存在。通常将病毒中的这类癌基因称为病毒癌基因(virus oncogene,*v-onc*)。之后的研究发现,所有病毒癌基因的同源序列存在于单细胞的酵母、无脊椎的果蝇和人类,证明这些癌基因在亿万年进化过程中十分稳定,是一种高度保守基因。后来人们将这些存在于正常细胞中的癌基因的同源性序列称为原癌基因(proto-oncogene),也称为细胞癌基因(cell-oncogene,*c-onc*)。由于 *c-onc* 在正常细胞中以非激活状态存在,故又称原癌基因。

原癌基因是编码调节细胞生长或分化有关蛋白质的而在突变或过表达时可转变为癌基因并引起细胞癌变的正常细胞基因。它们是细胞内的正常基因,在胚胎期表达,对细胞正常分化和凋亡起着重要的调节作用。原癌基因被某种因素激活,则成为具有转化细胞活力的癌基因。病毒癌基因虽然与原癌基因序列高度相似,但它们在结构和蛋白质产物的功能上均有差异。病毒癌基因具有很高的转录活性,而原癌基因由正常细胞转录序列所控制;病毒癌基因不含有调节转录的内含子序列和两侧的转录调节序列,并且经整合成为病毒癌基因组的组成部分。

20 世纪 80 年代初,随着基因转移技术的发展,美国麻省理工学院的温伯格(Weinberg)小组首次从人膀胱癌细胞中克隆出活化的癌基因 *c-H-ras*,并发现人正常细胞中也存在细胞癌基因。癌基因编码的蛋白质大多数参与细胞内信号传导途径,有许多本身就具有激酶或转录因子的活性。它们在基因水平的突变导致其功能的异常活化,从而促使细胞持续生长和增殖而使细胞发生转化。

总之,癌基因是细胞或病毒中存在的,能诱导正常细胞转化的基因。各种动物细胞中普遍存在与病毒癌基因相似的序列,参与细胞的生长与代谢。这些基因在正常情况下不表达或仅限量表达,当其被激活时则可引起癌变。

2.癌基因的分类

癌基因可分为病毒癌基因(*v-onc*)和细胞癌基因(*c-onc*)两大类。

(1)病毒癌基因。这是一类存在于肿瘤病毒(大多数为 RNA 病毒)中,通过逆转录生成双链 DNA 后整合到敏感宿主细胞中,最后使靶细胞发生癌变的基因。

1968 年,杜尔贝科(Dulbecco)和他的同事在证明 SV40 病毒不仅能够传染细胞而且能将病毒 DNA 序列整合到细胞的基因组中。最重要的肿瘤病毒的研究进展源于逆转录酶的发现。1970 年由巴尔的摩(Baltimore)和特明(Temin)发现逆转录酶,它是一种由 RNA 为模板合成 DNA 的聚合酶,打破了只由 DNA → RNA →蛋白质的法则,导致了病毒学领域的一场革命。这个发现提示病毒 RNA 序列可以影响宿主细胞,病毒也可以从宿主细胞借用 DNA 序列。

(2)细胞癌基因。细胞癌基因存在于正常细胞基因组中,其表达产物对细胞正常繁殖、生长、发育和分化有调节作用。

在某些理化因素和生物因素(病毒感染)的作用下,细胞癌基因发生突变或表达异常,便可使细胞增殖和分化异常,导致细胞癌变。细胞癌基因可根据其表达产物在细胞中的定位,分为细胞膜、细胞质及细胞核相关的癌基因。癌基因的产物均为细胞信号网络成分,通过细胞信号传导途径调控细胞的生长、分化、凋亡以及癌变。因此,癌基因也可根据其在细胞信号传递中的生物学功能分为生长因子、生长因子受体、信号转导分子、DNA 结合蛋白和转录因子、周期蛋白和周期蛋白依赖性激酶、凋亡抑制因子等。细胞癌基因可分为 5 个家族(见表 4-6)。

表 4-6 细胞癌基因家族的分类和功能

分类	家族成员	功能
myb	*myb*,*myb-ets*	编码结合 DNA 的核蛋白
myc	*C-myc*,*N-myc*,*L-myc*,*fos*,等	编码核内 DNA 结合蛋白
ras	*H-ras*,*K-ras*,*N-ras*	编码 P21 蛋白,有 GTP 酶活性,参与调节 cAMP
sis	*sis*	编码 P28 蛋白,刺激间叶组织细胞分裂
src	*src*,*abl*,*fes*,*yes*,*fym*,等	编码酪氨酸蛋白激酶

3.细胞癌基因的激活

细胞癌基因的激活是指原本不致癌的细胞癌基因在特定的情况下转变成致癌性。不同的细胞癌基因有不同的激活方式,同一种细胞癌基因也可有几种激活方式,大体上有以下 4 种。

(1)插入激活。当 RNA 病毒感染宿主后,病毒基因组整合到细胞癌基因邻近处,有可能使癌基因处于强启动子和增强子作用之下而被激活。

(2)突变激活。如各种 *ras* 基因的激活。*ras* 基因的表达产物 Ras 是一种小分子 G 蛋白,在信号转导中起重要作用,正常 Ras 的作用因其自身的 GTP 酶活性而受到严格控制,而突变了的 Ras 的 GTP 酶活性下降或丧失,失去了原有控制,致使增殖信号持续作用,细胞发生恶性转化。

(3)基因扩增。因为大多数细胞癌基因的表达产物与细胞增殖有关,所以细胞癌基因通过复制可使其拷贝数大量增加,从而激活并导致细胞恶化。已发现人类肿瘤细胞中扩增的细胞癌基因如表 4-7 所示。

表 4-7　人类肿瘤细胞中扩增的细胞癌基因

细胞癌基因	肿瘤	扩增倍数
C-myc	早幼粒白血病细胞系 HL60	20
	小细胞肺癌细胞系	5～30
N-myc	原发神经母细胞瘤Ⅲ－Ⅳ级	5～1000
	视网膜母细胞瘤	10～200
	小细胞肺癌	50
L-myc	小细胞肺癌	10～20
C-myb	急粒髓细胞性白血病	5～10
	结肠癌细胞系	10
C-erbB	类表皮癌细胞系、原发胶质瘤	30
C-K-ras	原发肺癌、结肠癌、膀胱癌、直肠癌	4～20
N-ras	乳癌细胞系	5～10

(4)基因重排/染色体易位。染色体断裂或重排导致细胞癌基因在染色体上的位置发生改变,使原来无活性或低表达的癌基因易位至一个强大的启动子、增强子或转录调控元件附近,或由于易位改变了细胞癌基因的结构并与其他高表达的基因形成融合基因(fusion gene),进而细胞癌基因的表达失控,并使其激活且具有恶性转化的功能。典型的染色体易位如 Burkitt 淋巴瘤细胞的染色体易位 t(8∶14),致使 *C-myc* 激活。

除经典遗传学水平激活机制外,原癌基因还可以通过 DNA 去甲基化、组蛋白乙酰化及非编码 RNA 调控异常等表观遗传学机制激活。

(二)抑癌基因

抑癌基因,又称抗癌基因(anti-oncogene)或肿瘤抑制基因(tumor suppressor gene),是一类存在于细胞内对细胞增殖有负调控作用,具有潜在抑癌作用的基因。在正常情况下负责控制细胞生长和增殖,如阻止细胞周期前进或促进细胞凋亡。当这些基因不能表达,或者当其产物失去活性时,可导致细胞癌变。

1. 抑癌基因理论的提出

癌基因的发现及其功能逐步明确,无疑是肿瘤学发展史上的一个重要里程碑。但是,人类肿瘤中细胞癌基因突变而异常活化并不能解释肿瘤发生发展过程中的一些现象,如某些肿瘤的遗传倾向、肿瘤细胞中染色体片段的缺失,肿瘤细胞与正常细胞融合后表现为正常表型等。

20 世纪 70 年代,哈里斯(Harris)等用多株小鼠肿瘤细胞与正常小鼠细胞株融合,得到的杂交细胞的成瘤能力受到抑制。随后,凯姆(Kiem)及维纳(Wiener)等也发现正常细胞与瘤细胞融合后,成瘤能力和转移能力均受抑制。齐奥拉(Ziolla)的实验也说明正常细胞与可转移细胞融合可抑制转移表型。这些研究表明,正常细胞中存在着抑制肿瘤的基因。

遗传性肿瘤的研究结果为抑癌基因的存在提供了有力的证据。20世纪70年代初，克努森(Knudson)系统研究了遗传型和非遗传型视网膜细胞瘤(retinoblastoma,Rb)的发病情况后，提出了"二次打击"学说，即：在有遗传性的肿瘤病例中，患者出生时就从双亲遗传获得了一个变异的致病基因，在后天成长过程中另一个等位基因再发生变异，这样受到两次"打击"导致了肿瘤的发生；而非遗传性病例的两次变异都在后天逐渐发生，因而发病较晚。克努森把这种类型的肿瘤相关基因称作抗癌基因，亦即后来通用的抑癌基因。在这种理论指导下，人类第一个抑癌基因视网膜母细胞瘤的*RB*基因终于在1986年被美国麻省理工学院的德瑞亚(Dryia)和哈佛大学的温伯格(Weinberg)等成功地克隆出来。随后多种抑癌基因被鉴定或克隆出来。这些抑癌基因也都参与细胞的信号传导过程，在正常情况下对DNA的复制、细胞的生长和增殖起着监控作用，它们在基因水平上的突变和由此而致其编码蛋白质功能的丧失是肿瘤细胞生长失控的重要原因。

2. 抑癌基因的基本含义

抑癌基因是一类存在于正常细胞中，与原癌基因共同调控细胞生长和分化的基因。从细胞遗传学上看，人类的每一个基因都有2份分布在染色体上，称为等位基因，如果其中一份发生变化如突变或激活，它的作用立刻显示出来则为显性基因，癌基因属此类基因。隐性基因必须2份等位基因都改变，细胞才显出变化，若2份中仅有1份改变，细胞表型则无改变，所以它们的作用是隐性的，抑癌基因属此类基因，即只有当抑癌基因的2份等位基因缺失或突变失活时，才能使细胞恶化，故称之为隐性抑癌基因。在正常细胞的增殖、分化和凋亡中，原癌基因起着正调控作用——促进细胞进入增殖周期，阻止其分化和凋亡；抑癌基因则起着负调控作用——抑制细胞进入增殖周期，诱导终末分化和细胞凋亡，维持基因稳定。

确定某一种特定组织或细胞的抑癌基因的标准是：①在与恶性肿瘤相应的正常细胞中，该基因正常表达；②在恶性肿瘤中，有结构改变(如点突变或缺失)，或表达改变，从而使功能发生改变；③将该基因的野生型导入该基因缺陷的肿瘤细胞内，可部分或完全抑制其恶性表型。

3. 抑癌基因的功能

抑癌基因是一类生长控制基因或负调控基因，若其功能丧失则失去了负调控作用，细胞只能接受正调控信号。抑癌基因产物的功能是多种多样的(见表4-8)。

表4-8 常见抑癌基因及其功能

抑癌基因	染色体定位	相关肿瘤	基因产物	基因产物的功能
RB	13q14	视网膜母细胞瘤、成骨肉瘤、胃癌、小细胞肺癌、乳癌、结肠癌	P105	控制生长
WT	11p13	肾母细胞瘤(Wilm瘤)、横纹肌肉瘤、肺癌、膀胱癌、乳癌、肝母细胞瘤	WT-ZFP	负调控转录因子
NF-1	17p12	神经纤维瘤、嗜铬细胞瘤、雪旺氏细胞瘤、神经纤维肉瘤	GAP	拮抗 P^{21}rasB
DCC	18q21.3	结肠癌	P192	细胞黏附分子

续表

抑癌基因	染色体定位	相关肿瘤	基因产物	基因产物的功能
TP53 *	17p13	星状细胞瘤、胶质母细胞瘤、结肠癌、乳癌、成骨肉瘤、小细胞肺癌、胃癌、鳞状细胞肺癌	P53	控制生长

　* TP53 的野生型是抑癌基因,而其突变型属癌基因。

(三)与肿瘤转移有关的基因

肿瘤转移是恶性肿瘤最基本的生物学特征之一,是一系列具有内在联系的多个步骤相互作用的结果。关于肿瘤转移,最早由利奥塔(Liotta)提出"黏附、降解、移动"学说。该学说认为,肿瘤转移包括瘤细胞由原发肿瘤脱落、进入细胞外基质和血管或淋巴管、在远处适宜的组织中生长等步骤,每个步骤有多个因素共同参与。肿瘤转移是导致肿瘤患者死亡的主要原因。

肿瘤转移相关基因可以分为促进肿瘤转移的转移基因(metastatic gene)和抑制肿瘤转移的转移抑制基因(metastasis suppressor gene)两大类。

　1. 转移基因

一些编码细胞表面受体的基因可能与肿瘤细胞的转移有关。例如,整合素(integrin)是一类细胞表面黏附受体,能识别细胞基质中的黏附蛋白,起着固定细胞、抑制其迁移的作用。可以设想,这些受体基因的突变和失去功能将有利于肿瘤细胞的转移。

肿瘤细胞的浸润能力与其分泌的能降解基质的酶有关。已知内糖苷酶和Ⅱ型胶原酶能降解基底膜中的相应成分,增加肿瘤细胞侵袭基底膜的能力。用癌基因 ras、fos、mos、src 或突变了的肿瘤抑制基因如 TP53 基因的片段转染培养中的细胞,都可提高这些细胞的浸润和转移能力。

　2. 转移抑制基因

一些基因编码的蛋白酶能够直接或间接地抑制具有促进转移的蛋白质。例如,金属蛋白组织抑制因子基因编码一种糖蛋白,能与转移密切相关的胶原酶结合,降低肿瘤细胞的侵袭和转移能力。

nm23 基因的异常表达与乳腺癌等肿瘤的转移密切相关。nm23 基因编码一个 17kD 的蛋白质。在低转移的癌细胞中,nm23 基因表达较高,而在高转移的癌细胞中,它呈现低表达。这表明 nm23 是一个肿瘤转移抑制基因。

除了肿瘤细胞外,受体细胞的一些基因在转移灶生成中也具有一定的意义。由此可见,转移基因、转移抑制基因与宿主有关基因的共同作用最终决定肿瘤细胞的转移。

(四)肿瘤的多基因变异累积特性与人类基因组研究

进入 20 世纪 90 年代,针对癌基因和抑癌基因研究中出现的问题,特别是单个基因分析的局限性,提出了人类基因组计划。在 DNA 测序和基因制图的同时,人们开始更注重基因功能的研究。疾病基因的识别已成为肿瘤学界关注的焦点之一,发现了许多与疾病相关的基因。随着功能基因组、环境基因组、药物基因组研究的深入开展,疾病基因识别的研究也加速了肿瘤基因研究的步伐,癌基因与肿瘤关系的研究已从回顾性的实验研究进入大规模的临床前瞻性研究。随着大规模测序、疾病基因识别、细胞信号传导和生物芯片技术的发展，将进一步明确肿瘤相关基因在肿瘤发生中的作用，并将这些成果逐步用于肿瘤的预防、诊断和治疗。

综上所述，肿瘤的发生发展是一个复杂的生物学过程，它是细胞遗传物质异常的结果，同时也涉及机体的内环境中的各种因素（包括机体的免疫能力、各种生长因子和生物活性物质），其中癌基因与抑癌基因的异常在肿瘤发生发展中起着关键的作用。

第六节 基因与线粒体病

线粒体普遍存在于真核细胞的细胞质中，是进行细胞内呼吸和能量供应的重要细胞器，也是人体除细胞核外具有独立遗传物质的唯一细胞器，具有母系遗传的特点。广义的线粒体病(mitochondrial disease)是指以线粒体功能异常为主要病因的一大类疾病。其原因可能包括如下 3 种：①线粒体基因组缺陷；②编码线粒体蛋白的核 DNA(nuclear DNA，nDNA)突变；③线粒体 DNA(mitochondrial DNA，mtDNA)和 nDNA 的共同改变，或者是这两个基因组之间的交流通信存在缺陷。

本书所指的线粒体病指狭义上的概念，即仅由线粒体 DNA 突变所导致的线粒体功能异常引起的疾病。

一、线粒体 DNA 的结构与遗传特性

线粒体 DNA 构成线粒体 DNA 基因组，亦被称为人类"第 25 号染色体"。线粒体是人体细胞中除细胞核外含有遗传信息和表达系统的唯一细胞器。

1.线粒体 DNA 的结构

人类的 mtDNA 是一个 16569bp 的双链闭合环状分子，分为重(H)链和轻(L)链。重链位于外环，富含鸟嘌呤(G)；轻链位于内环，富含胞嘧啶(C)。mtDNA 分为编码区和非编码区，结构紧凑，两条链均具有编码功能，且部分区域存在基因编码区域的重叠，无内含子，仅 D 环区无编码性。因此，相较于 nDNA，mtDNA 具有高度的简洁性。

2.线粒体 DNA 的功能

mtDNA 编码线粒体中部分蛋白质(13 个基因编码与线粒体氧化磷酸化相关的蛋白质)和全部 tRNA(22 种)、rRNA(16S rRNA 和 12S rRNA)，能够独立进行复制、转录和翻译。需注意的是，mtDNA 所含遗传信息少，呼吸链-氧化磷酸化系统中的 80 多种蛋白质亚基中，mtDNA 仅编码其中的 13 种，而绝大部分的蛋白质亚基和其他维持线粒体结构和功能的蛋白质都依赖于 nDNA 编码，这些蛋白质在细胞质中合成后经特定转运系统进入线粒体发挥作用。

3.线粒体 DNA 的遗传特性

线粒体 DNA 具有独特的遗传特性，具体有以下 7 个特性。

(1)半自主性。mtDNA 能够独立地复制、转录和翻译部分相关的功能蛋白质及全部

的 tRNA 和两种 rRNA,但大多数相关的蛋白质是由 nDNA 编码的。因此,mtDNA 的功能具有相对独立性,但又受限于 nDNA 的影响。

(2)遗传密码和通用密码存在差异。与核基因的通用密码相比,线粒体遗传密码中有 4 个密码子存在差异:AUA 为起始密码子而非编码 Ile,UGA 编码 Trp 而非终止密码子,AGA、AGG 是终止密码子而非编码 Arg。

(3)母系遗传。母系遗传指母亲可将 mtDNA 传递给其子女,并能通过女儿继续传递给后代。这与受精卵形成时精子和卵子中的线粒体组合有关。由于 mtDNA 是母系遗传,因此 mtDNA 的突变也以母系遗传的方式传递。但近年来,也有个例报道 mtDNA 突变也经由父系传递,其机制仍有待研究。

(4)纯质性和杂质性。同一组织或细胞中的 mtDNA 分子都一致的现象,称为纯质性(homoplasmy)。若 mtDNA 发生突变导致同一组织或细胞中同时存在突变型 mtDNA 和野生型 mtDNA,则为杂质性(heteroplasmy)。线粒体病的严重程度与纯质性和杂质性相关。

(5)在有丝分裂和减数分裂期间均要进行复制分离。在细胞分裂时,突变型和野生型 mtDNA 发生分离,随机分配到子细胞中,使子细胞具有不同比例的突变型和野生型 mtDNA 分子。这种随机分配导致 mtDNA 杂质性变化的过程就称为复制分离(replicative segregation)。杂质性和复制分离使得具有相同核基因型的细胞或个体,如同卵双生,可能具有不同的细胞质基因型,从而具有不同的表型。

(6)阈值效应。mtDNA 突变所致异常表型的出现是由某种组织或细胞中的野生型和突变型 mtDNA 的相对比例以及该组织或细胞对能量的依赖程度决定的。突变的 mtDNA 达到一定程度时,才引起某种组织或细胞的功能异常,称为阈值效应(threshold effect)。

(7)高突变率。mtDNA 的突变率比 nDNA 高 10~20 倍。

二、线粒体基因突变与疾病

自从 1988 年首次报道线粒体基因突变以来,研究者已发现并确认了线粒体 DNA 中超过 100 余种致病点突变、200 余种缺失、插入和重排。总体而言,目前发现的可引起线粒体病的基因突变类型主要有以下 3 种:碱基突变(结构基因突变、tRNA 基因突变),缺失、插入突变,以及 mtDNA 拷贝数目突变。在上述突变中,有约 60% 的点突变影响线粒体 tRNA,35% 影响氧化呼吸链的多肽亚单位,大约 5% 影响线粒体 rRNA。上述突变的细胞学效应将最终影响细胞的氧化磷酸化功能,使得 ATP 的合成受到影响。

突变 mtDNA 所占细胞中所有线粒体的比例,以及由此引起的能量供应受限,结合对应细胞、组织和器官的能量需求程度,将最终决定相关细胞、组织、器官以及个体的临床症状的严重程度。

思考题

1.遗传病有什么特点? 可以分为几类?

2.一名血友病 A 的女性患者,在排除新生基因突变的情况下,可能有一名表型正常的父亲吗？可能有一名表型正常的母亲吗？

3. 多基因遗传病有哪些特点？

4. 导致染色体畸变的原因有哪些？

5. 细胞癌基因的激活方式有哪些？

6. 什么是 mtDNA？它有什么特征？

参考答案

（季林丹）

本章节更多学习资源请见智慧课程"医学遗传学"：https://coursehomenew. zhihuishu.com/courseHome/overview? courseId＝1000096613。

智慧课程 "医学遗传学"

第五章　基因技术

自 20 世纪 70 年代起,基因克隆、核酸杂交、聚合酶链反应、核酸序列分析、转基因、诱导性多能干细胞、核转移、基因敲除、RNA 干扰、基因芯片、染色质免疫沉淀、基因组编辑和生物信息学等基因相关技术先后出现。这些技术促进了医学、生物学、农学、兽牧学等学科的发展,尤其是提高了基因诊断和基因治疗的水平。

第一节　基因克隆技术

一、基因克隆的基本概念

在英语中,基因工程(genetic engineering)和遗传工程是同一个词汇。遗传工程就是按照人们的意愿去改造生物的遗传特性,或创建具有新遗传特性的生物。遗传是由基因决定的,改造生物的遗传性,就是改造生物的基因。因此,狭义的遗传工程就是基因工程。

基因工程就是要改造 DNA,涉及 DNA 序列的重新组合和建造,所以基因工程的核心就是人工的 DNA 重组(DNA recombination)。重组、建造的 DNA 分子只有纯化繁殖才有意义。纯的无性繁殖系统称为克隆(clone)。"clone"一词由霍尔丹(Haldane)于 1963年提出,是指来自同一始祖的相同拷贝的集合。

基因克隆的定义为:从基因组或 DNA 大片段中分离单个基因或 DNA 序列,并在宿主细胞中进行扩增获得许多相同拷贝的过程。因此,DNA 重组是与基因工程密切不可分的,是基因工程技术的核心和主要组成部分。重组 DNA 甚至成了基因工程的代名词。

二、基因克隆常用的工具酶

(一)主要的工具酶

DNA 重组技术中对核酸的"精雕细刻"主要用酶作为工具。在分子生物学研究过程中,人们发现许多酶可作为基因工程的工具(见表 5-1)。

表 5-1　重组 DNA 技术中最常见的工具酶

工具酶	主要功能
限制性核酸内切酶	识别特异 DNA 序列,切割 DNA 链
DNA 聚合酶 I	合成 cDNA 的第二链;缺口平移制作标记 DNA 探针;填补双链 DNA3′末端;DNA 序列分析
耐热 DNA 聚合酶	聚合酶链反应(PCR)

续表

工具酶	主要功能
DNA 连接酶	连接两个 DNA 分子或片段
多核苷酸激酶	催化多核苷酸 5'羟基末端磷酸化，标记探针
末端转移酶	在 3'-OH 末端加入同质多聚物尾
逆转录酶	合成 cDNA；替代 DNA 聚合酶 I
碱性磷酸酶	切除核酸末端磷酸基

(二)限制性核酸内切酶

1.限制性核酸内切酶的概念

限制性核酸内切酶(restriction endonuclease,RE)指通过识别 DNA 中特异碱基序列(一般为回文结构或反向重复序列)将 DNA 双链切断，形成黏端或平端的片段的一类核酸内切酶，简称限制性内切酶。限制性核酸内切酶在基因克隆中有重要地位。

2.限制与修饰现象

限制性核酸内切酶是从细菌的限制与修饰现象中发现的。很多细菌能识别外来的核酸并将其水解；同时，细菌自身核酸在特定序列上的碱基进行甲基化等方式的修饰，从而避免受内切酶的水解。这就是细菌的限制与修饰现象，其目的就是保护自身的 DNA 和水解外来的 DNA。

3.回文序列

被限制性核酸内切酶水解的 DNA 序列具一个重要的特征——具有回文序列。在双条核酸分子链的特定位点，从 5'→3'方向的碱基顺序完全一致的序列称为回文序列(palindromic sequence)。

4.黏端

由于不同限制性核酸内切酶识别和切割的 DNA 有特异性不同，所以 DNA 经水解后可以产生两种不同情况的末端。当限制性核酸内切酶切割的位点是错开来时，产生的两个 DNA 片段因有碱基互补序列，只要条件合适又可重新结合成双链，这样的末端称为黏端(cohesive end)。

以 $EcoR\text{I}$ 为例：

5.平端

当限制性核酸内切酶切割的位点在 DNA 片段的对应位点时，产生的 2 个片段是平头的，这种末端称为平端(blunt end)。

以 $Nru\text{I}$ 为例：

不同限制性核酸内切酶识别的 DNA 序列的数目可以是不相同的。有的识别 4 个核苷酸序列,有的识别 6 个或 8 个核苷酸序列,而以识别 4～6 个为多见。

三、目的基因

在基因工程技术中,人们感兴趣的基因被称作目的基因(外源基因)。如:若要利用基因工程技术生产胰岛素,则胰岛素基因即为目的基因。用于基因工程的目的基因主要有两种来源:基因组 DNA 和互补 DNA(complementary DNA,cDNA)。对于简单的目的基因也可以化学合成的方法制备。

基因组 DNA 代表一个生物体整套遗传信息(染色体和线粒体)的所有 DNA 序列。我们感兴趣的基因便可从中挑选出来。

cDNA 是以 mRNA 为模板,经逆转录酶催化生成的 DNA,然后再以此单链 DNA 为模板,又可合成双链 cDNA。合成 cDNA 的模板是 mRNA,它代表基因表达的情况。从cDNA 中获得的目的基因具有组织细胞特异性。

四、基因载体

基因工程使用的载体(vector)是指可以插入核酸片段、能携带外源核酸进入宿主细胞,并在其中进行独立和稳定自我复制的核酸分子。

常用的载体有质粒 DNA、噬菌体 DNA 和病毒 DNA 等。

质粒和噬菌体能在细菌中繁殖,可以用于制备大量的目的基因或用于序列分析,但因为它们不是真核表达体系,不具备完善的转录后和翻译后加工功能,因而不能完全满足真核 DNA 重组的需要。

感染动物的病毒,经改造后可用作动物细胞的基因克隆载体,其基因表达的产物更接近真核生物的真实情况,在基因治疗和生产人源性蛋白质中普遍采用。

(一)质粒

质粒(plasmid)是细菌细胞内一种自我复制的环状双链 DNA 分子,能稳定地独立存在于染色体外,并传递到子代。

质粒具有以下 4 个特点。

(1)能自主复制。质粒含有复制功能的遗传结构,能在宿主细胞中独立地进行复制,并伴随着细胞的分裂而传到下一代细胞中。

(2)对宿主生存并不必需。正是因为有这些区域,外源基因便可插入其中。

(3)分子量小。便于操作。

(4)具有选择性标记。有利于筛选阳性克隆。比如:抗药性基因的表达产物是分解某些抗生素的酶,带有含抗药性基因质粒的细菌便可在有相应抗生素的环境中生存;而不带有含抗药性基因质粒的细菌则不能繁殖。

(二)噬菌体 DNA

噬菌体(phage)是一类感染细菌的病毒。

用感染大肠杆菌的 λ 噬菌体改造成的载体是应用最为广泛的一种噬菌体。利用 λ 噬菌体作载体,将外来目的 DNA 替代或插入中段序列,使其随左右臂一起包装成噬菌体,去感染大肠杆菌,并随噬菌体的繁殖而繁殖,因此,目的基因便可得到大量扩增。

λ 噬菌体载体可分为以下两类。

(1)插入型载体。使用这种类型载体,外来序列是插入 λ 噬菌体的中段。如:常用的 λgt 系列载体,一般容许插入 5～7kb 外来 DNA。

(2)置换型载体。用外来 DNA 替代中段的序列的载体即为置换型载体,如 EMBL 系列载体。

M13 噬菌体也是一类较常用的载体,主要用于核酸的序列测定。

(三)病毒载体

目前常用的病毒载体有改造来自猴肾病毒 SV40(Simian Virus 40)、逆转录病毒(如慢病毒)和腺病毒等。使用这些病毒载体的目的多为将目的基因或序列放入动物细胞中表达或试验其功能,或用作基因治疗等。

五、基因克隆的基本原理

(一)目的基因的获取

目的基因的获取方法包括化学合成法、从基因组文库中获取、从 cDNA 文库中获取和聚合酶链反应等 4 种主要的方法,在实际工作中可以根据需要来选择。

1.化学合成法

当目的基因的核苷酸序列或其表达产物的氨基酸序列已清楚时,可用 DNA 合成仪通过化学方法合成目的基因。如:人生长激素释放抑制因子、胰岛素和干扰素基因等均可用化学方法人工合成。

2.从基因组 DNA 文库中获取

从生物组织细胞提取出全部 DNA,用物理方法(超声波、搅拌剪力等)或酶法(限制性核酸内切酶的不完全酶解)将 DNA 降解成预期大小的片段,然后将这些片段与适当的载体(常用噬菌体、黏性质粒或 YAC 载体)连接,转入受体细菌或细胞,这样每一个细胞接受了含有一个基因组 DNA 片段与载体连接的重组 DNA 分子,而且可以繁殖扩增,许多细胞一起组成一个含有基因组各 DNA 片段克隆的集合体,就称为基因组 DNA 文库(genomic DNA library)。

基因组 DNA 文库中包含该生物基因组 DNA 全部的序列,即为该生物完整的基因组文库。可从这种文库中,用适应的探针钓取目的基因。从基因组含有生物生存、活动和繁殖的全部遗传信息的概念出发,基因组文库是具有生物种属特异性的,即不同种属的基因组文库是不同的。如:人基因组文库和大鼠的基因组文库是不同的。

构建基因组文库,再用分子杂交等技术去钓取基因克隆的方法,称为鸟枪法克隆(shotgun cloning),意味着从含有众多的基因序列克隆群中去获取目的基因或序列。

3.从 cDNA 文库中获取

以 mRNA 为模板,经逆转录酶催化合成 DNA,则此 DNA 序列与 mRNA 互补,称为互补 DNA(complementary DNA,cDNA)。

提取出组织细胞的全部 mRNA,在体外逆转录成 cDNA,与适当的载体(常用噬菌体或质粒载体)连接后转化受体菌,则每个细菌含有一段 cDNA,并能繁殖扩增,这样包含着细胞全部 mRNA 信息的 cDNA 克隆集合称为该组织细胞的 cDNA 文库(cDNA library)。

基因组含有的基因在特定的组织细胞中只有一部分表达,而且处在不同环境条件、不同分化时期的细胞其基因表达的种类和强度也不尽相同,所以 cDNA 文库具有组织细胞特异性。

cDNA 文库显然比基因组 DNA 文库小得多,能够比较容易地从中筛选出细胞特异表达的基因。但对真核细胞来说,从基因组 DNA 文库中获得的基因与从 cDNA 文库中获得的不同,因为基因组 DNA 文库所含的序列是带有内含子和外显子的基因组基因,而从 cDNA 文库中获得的序列是经过剪接、去除了内含子的 cDNA。

4. 聚合酶链反应

如果已经知道目的基因的序列,设计一对与目的基因两端序列互补的特异性的引物就能很方便地用聚合酶链反应(polymerase chain reaction,PCR)从基因组 DNA 或 cDNA 中获得目的基因,可不必经过复杂的 DNA 文库构建过程。

(二)克隆载体的选择和构建

根据不同实验要求选择和构建合适的质粒、噬菌体或病毒作为载体。

(三)外源基因与载体的连接

通过不同方法获得的目的基因需与合适的载体连成基因重组体。连接的方法有多种。

1. 黏端连接

关于黏端连接,可根据是否使用同一种限制性核酸内切酶分为两种情况。

(1)同一限制性核酸内切酶切割位点连接。当用同一限制性核酸内切酶切割目的基因和载体后,在降低温度退火时,两者互补结合,然后在 DNA 连接酶催化下,目的序列就与载体 DNA 链相连接。

(2)不同限制性核酸内切酶切割位点连接。用不同的限制性内切酶切割目的基因和载体后,如果产生的 DNA 的黏端相同,也同样可用此方法连接,如识别 6bp 序列的 $BamHI$ 和识别 4bp 序列的 $Sau3AI$ 切割 DNA 后都产生 $5'$ 突出黏端 GATC,两者可以互补结合连接。

2. 平端连接

当限制性核酸内切酶切割目的基因和载体产生了平端时,用 T4 DNA 连接酶也能催化平端的连接。如果目的序列和载体上没有相同的限制性内切酶切割位点可供利用,用不同的限制性内切酶切割后的黏端不能互补结合,则可用适当的酶将 DNA 突出的末端削平或补齐成平端,再用 T4 DNA 连接酶连接,但平端连接要比黏端连接的效率低得多。

3. 同聚物加尾连接

用末端核苷酸转移酶催化脱氧单核苷酸添加到 DNA 的 $3'$ 末端,例如一股 DNA $3'$ 端加上 polyG,另一股 DNA $3'$ 端加上 polyC,这样便人为地在 DNA 两端做出能互补的核苷酸多聚物黏端,退火后能连接成重组体。

4. 人工接头连接

对平端的 DNA,也可先连上人工设计合成的脱氧寡核苷酸双链接头,使 DNA 末端产生新的限制内切酶位点,经内切酶切割后,即可按黏端相连。

(四)重组 DNA 导入受体菌

要获得大量的阳性克隆,就要把重组 DNA 导入受体菌中扩增。导入的方法有转化、转染和感染。

1. 转化

由于外源 DNA 的进入而使细胞遗传性状改变称为转化(transformation)。

经处理后容易接受外界 DNA 的细胞,称为感受态细胞(competent cell)。例如:大肠杆菌经冰冷 $CaCl_2$ 的处理,就成为感受态细菌,当加入重组质粒并突然由 4℃ 转入 42℃ 作短时间处理(热激反应),质粒 DNA 就能进入细菌;用高电压脉冲短暂作用于细菌也能显著提高转化效率,这种方法称为电穿孔(electroporation)转化法。

2. 转染

外源 DNA 进入细胞或个体导致其遗传特性改变的过程称为转染(transfection)。

3. 感染

感染(infection)是指以噬菌体、病毒颗粒作为外源 DNA 运载体导入宿主细胞的过程。

用经人工改造的活噬菌体或病毒作载体,以其 DNA 与目的序列重组后,在体外用噬菌体或病毒的外壳蛋白将重组 DNA 包装成有活力的噬菌体或病毒,就能以感染的方式进入宿主细菌或细胞,使目的序列得以复制繁殖。这种方法又称为体外包装法。

(五)重组体的筛选

从大量细胞中筛选出有重组体的阳性细胞,可以采用直接筛选法和间接筛选法。

1. 直接筛选法

直接利用载体或目的基因的特性,筛选阳性细胞的方法有以下 6 种。

(1)抗药性标志。这是一种比较方便的方法。如:许多质粒都含有抗药性基因,当培养基中含有抗生素时,只有携带相应抗药性基因载体的细胞才能生存繁殖,而当外源基因插入到抗药基因的位置时,可使该基因失活而变成无抗药性。

(2)标志补救。克隆基因的表达产物与宿主菌的营养缺陷或基因表达产物互补,两者结合可以形成有活性的蛋白质或酶。如:将目的基因插入质粒 pUC19 的多克隆位点,转化大肠杆菌,放入含氨苄青霉素、IPTG、X-gal 的培养基中培养,当 *LacZ* 基因有活性时能产生蓝色的阴性菌落;而当该基因被外源基因插入时则形成白色的阳性菌落。这就是利用 α 互补的蓝白斑筛选法。

(3)分子杂交法。利用同位素或非同位素标记的核酸作探针,与转化细胞的 DNA 进行分子杂交,根据信号的出现与否,可以直接筛选和鉴定阳性克隆。

(4)PCR 法。先利用针对目的基因的特异性引物进行 PCR,然后对扩增产物进行分析,若有阳性扩增产物,则表明外源目的基因已插入载体。

(5)限制性核酸内切酶酶切法。由于载体中有限制性核酸内切酶的酶切位点,所以先用相应的限制酶切割,然后通过电泳便可知目的基因是否插入(见图 5-1)。

图 5-1　限制性核酸内切酶酶切法鉴定重组体
1,空质粒;2~5,重组质粒;6,酶切的空质粒;7~10,酶切的重组质粒;M,DNA 标准

(6)测序法。这是最直接和最可靠的确定目的基因的方法。

2. 间接筛选法

利用特定抗体与目的基因表达产物间的免疫反应进行间接筛选。抗体连接上特定的酶(过氧化物酶或碱性磷酸酶等),而该酶可催化底物分解产生有颜色的产物,从而指示出含有目的的基因的细胞集落的位置。

(六)克隆基因的表达

要使克隆基因在宿主细胞中表达,就要将它放入带有基因表达所需要的各种元件的载体(表达载体)中。对不同的表达系统,需要构建不同的表达载体。常用的表达体系有原核表达体系和真核表达体系两种。对于基因治疗或要生产有活性的蛋白质,最好选用相应的表达载体。

第二节　基因相关技术

一、核酸杂交

核酸杂交是从核酸分子混合液中检测特定序列的核酸分子的经典方法。它的理论基础是核酸变性和复性的原理。双链核酸分子在某些物理、化学因素作用下可以解开成单链,而在适当的条件下又可按照碱基配对法则重新形成双链结构。因此,可以利用这些特性,使用合适的核酸探针,鉴定目标 DNA 中有无同源序列。

核酸探针(nucleic acid probe)是含示踪物并能和待测单链核酸分子按碱基配对法则结合的核酸片段。

常用的核酸杂交方法有两种:DNA 印迹法(Southern blotting)和 RNA 印迹法(Northern blotting)。

(一)常规核酸杂交的基本过程

1. DNA 或 RNA 的制备

DNA 或 RNA 均可作为核酸杂交的对象。凡是含有这两种物质的材料均可用于核

酸杂交。样品来源有外周血、组织块、分泌物、排泄物、羊水、脐带血和毛发等。用相关的核酸提取的方法提取出 DNA 或 RNA。

2. DNA 或 RNA 的印迹

先用限制性内切酶消化 DNA(若是 RNA 则无须酶切),再用琼脂糖凝胶电泳分离酶切片段。待凝胶变性处理后,用吸水纸、电转移或真空吸引等方法把单链 DNA 或 RNA 转移和固定到硝酸纤维膜或尼龙膜上。

3. 制备探针

探针可以分为 3 种:DNA 探针、RNA 探针和寡核苷酸探针。

探针的标记物有同位素和非同位素(生物素、地高辛和荧光素等)。通过化学反应,在探针末端或全链便可带有标记物,然后用加热或加碱的方法使其变性成为单链。

4. 杂交

先用非特异的核酸溶液封闭膜上的非特异性序列,这是预杂交过程。

预杂交后,在适当的温度下使杂交液的单链探针与膜上的单链核酸分子结合成双链,即杂交。

通过洗膜过程,未结合的探针分子便可从膜上洗脱下来。

5. 检测

若探针与膜上 DNA 或 RNA 的序列具有同源性,通过放射自显影(同位素标记时)或免疫学方法(非同位素标记时),在膜上特定部位便可见特异性的条带或斑点。

(二)以核酸杂交为基础的基因技术

1. 限制性片段长度多态性分析法

由于人类普遍存在 DNA 多态性现象,用一定的限制性核酸内切酶可以把基因组 DNA 切割成大小不同的片段,这种现象称为限制性片段长度多态性(restriction fragment length polymorphism,RFLP)。

由于 RFLP 按孟德尔方式遗传,即子代的特异性 RFLP 片段均能从亲代中找到来源。因此,RFLP 可作为遗传病和遗传易感性疾病的遗传标记用于相关疾病的基因诊断。α-地中海贫血患者多数为基因缺失,基因缺失后可引起 RFLP 改变。如:对于正常人的 DNA,用 *Eco*RⅠ 和 *Bam*HⅠ 酶切后分别产生 23kb 和 14kb 的片段,但有一种基因型为 α3.7 的 α-地中海贫血患者的 DNA 用这两种酶酶切后却分别产生 19kb 和 10kb 的片段。因此,可用 RFLP 对 α-地中海贫血做出产前诊断。

2. 限制性核酸内切酶酶谱分析法

由于碱基的改变引起了酶切部位的改变,所以就可能引起 DNA 电泳图谱的改变。

最常见的例子是镰刀型贫血(患者 β-珠蛋白基因第 6 个密码子的第 2 个碱基由 A 变成 T)。正常人 DNA 用 *Mst*Ⅱ 酶切后产生 1.15kb 和 0.20kb 这两个片段,而患者用 *Mst*Ⅱ 酶切后只见 1.35kb 片段。

3. 等位基因特异寡核苷酸探针(allele specific oligonucleotide,ASO)杂交法

若引起疾病的基因突变序列已知,则可人工合成这段特异性的寡核苷酸,同时合成一

段正常序列的寡核苷酸。用这两种探针与被检测样品杂交,若只能与突变探针杂交则为突变纯合子;只能与正常探针杂交则正常;既能与突变探针杂交又能与正常探针杂交则为突变杂合子;两者均不能杂交则可能是一种新的突变类型。

4. 荧光原位杂交(fluorescence *in situ* hybridization,FISH)法

用生物素、地高辛或荧光素等标记的探针与细胞或染色体中的 DNA 杂交,然后在荧光显微镜下观察或照相,便可对杂交信号进行定位。

例如:在对进行性假肥大性肌营养不良(Duchenne muscular dystrophy,DMD)患者进行基因诊断时,以抗肌萎缩蛋白(dystrophin)基因外显子为探针,直接检测携带者,同时选取 X 染色体上与缺失部分相距较远的基因作对照。携带者显示单个荧光信号(对照位点为双信号)。若用多色 FISH 法可同时检测多个可能突变区的缺失情况。

5. 比较基因组杂交(comparative genomic hybridization,CGH)

提取患者基因组 DNA 和正常人基因组 DNA,用切口平移法分别标上不同的荧光(如:前者为绿色,后者为红色)制备探针,再把它们以 1:1 比例混合,然后与正常人外周血白细胞的有丝分裂中期染色体进行原位抑制杂交(chromosomal *in situ* suppression,CISS)。杂交后的荧光信号通过计算机处理便可知患者基因组中的增加或缺失区域。

CGH 的优点是不需进行细胞培养和中期染色体制作,且在不了解染色体结构的情况下,一次实验便可对整个基因组中所有的遗传物质的增减情况进行检测。

二、聚合酶链反应

(一)PCR 的基本原理

聚合酶链反应(polymerase chain reaction,PCR)是一种体外基因扩增技术,它利用 DNA 复制的原理和 DNA 变性及复性的性质实现目的基因的大量扩增。

1. PCR 反应的条件

根据 DNA 复制的原理,PCR 反应须具备以下条件:模板、DNA 聚合酶、引物(primer)、dNTP、Mg^{2+} 等。

(1)PCR 的模板。可以有两类。①DNA,可直接用于反应。②RNA,需要用逆转录酶逆转录成为 cDNA,然后用作 PCR 的模板。

(2)DNA 聚合酶。PCR 所用的 DNA 聚合酶是耐热 DNA 聚合酶(如:Taq DNA 聚合酶)。Taq DNA 聚合酶分离自水栖高温菌,其最适反应温度为 75~80℃,且经 90℃以上的加温后仍可在温度下降后具有较大的活性。所以这种酶特别适合于在不同温度点进行循环加温与降温,已被广泛应用于 PCR。

(3)引物。PCR 的引物一般有两条,分别与待扩增 DNA 片段两端的序列互补,可启动相对方向的 DNA 合成。

2. PCR 的基本步骤

PCR 的基本步骤有:①变性;②退火;③延伸。这三个步骤组成一个循环,经过 25~30 个循环,目的 DNA 可增加 100 万倍以上,所以从很少量的样品即有可能扩增出电泳后肉眼可见的产物。

(1)变性。将 PCR 反应体系加热到 95℃，使 DNA 模板的双链打开成单链，为下一步结合引物奠定基础。

(2)退火。将体系的温度降至合适温度，引物便与模板结合。由于引物的加入量远远多于模板的量，所以引物与模板结合的比例远大于模板自身复性的比例。

(3)延伸。将反应体系的温度升至 72℃，DNA 聚合酶以 dNTP 为底物催化 DNA 的合成。合成的产物又可作为下一个循环的模板，启动新一轮扩增反应。

(二)以 PCR 为基础的基因技术

PCR 技术具有敏感性高、特异性强、扩增效率高、重复性好和操作简便等优点。PCR 技术已在基因克隆、基因改造和基因诊断等方面广泛采纳，已成为分子生物学的最基本的技术之一。以 PCR 为基础的基因技术日新月异，比较成熟和普遍采用的有以下几种。

1. 巢式 PCR

先以一对外引物进行常规 PCR，再取一部分扩增产物为模板，最后用另一对内引物进行扩增反应的方法称为巢式 PCR(nested PCR)。

巢式 PCR 方法的优点是进一步提高灵敏度和特异性。如：以羊水或孕妇外周血为材料提取 DNA 进行产前基因诊断时，巢式 PCR 就能很好地发挥它的优势。

2. 多重 PCR

在同一 PCR 反应体系中加多对 PCR 引物进行扩增反应的方法叫多重 PCR(multiple PCR)。这种方法可对某一特定基因的不同区域进行诊断。

应用多重 PCR 最成功的例子之一就是对 DMD 患者的诊断。Dystrophin 基因定位于 Xp21，是人类最大的基因，全长 2.4Mb，占整个 X 染色体长度的 1% 及整个基因组长度的 0.1%。Dystrophin 基因突变的形式有多种，其中以缺失较常见(约占 65%)。有人设计了 9 对引物，通过多重 PCR 可检测到 98% 的缺失和重复突变。

3. 逆转录 PCR

先以 RNA 为模板通过逆转录反应合成 cDNA，再以 cDNA 为模板合成双链 cDNA；在此基础上再进行 PCR 称为逆转录 PCR(reverse transcription-PCR，RT-PCR)。由此可见，RT-PCR 在基因表达(mRNA 水平)研究和对 RNA 病毒的基因诊断中具有特殊作用。

4. 定量 PCR

广义概念的定量 PCR(quantity PCR)技术是指以外参照或内参照为标准，通过对 PCR 终产物的分析或 PCR 过程的监测，进行 PCR 起始模板量的定量。

所谓"外参法"是指样本与阳性参照在两个反应管内反应。使用"外参法"不能对样品进行质控检测，易出现假阴性和假阳性结果。

"内参法"是指样本与阳性参照在一个反应管内反应。它可对样品进行质控检测，排除假阴性结果。

传统的定量 PCR 采用终点法对 PCR 终产物进行定量分析，即 PCR 到达平台期后进行检测。但 PCR 经过对数期扩增到达平台期时，检测重现性较差，所以通常加入内标，对样本进行质控检测，排除假阴性结果，这样能部分消除终点法定量的不准确性。

根据标准物来源不同，可分为非竞争内标法定量 PCR(noncompetitive quantitative

PCR)和竞争内标法定量 PCR(competitive quantitative PCR)。

(1)非竞争内标法。这种方法以从细胞或组织中提取的标本中与靶基因无关的其他 DNA(RNA)为内标,与靶基因在同样的反应条件下,在一个反应管内进行同步扩增。通过靶基因和内标扩增产物的比较,对靶基因进行相对定量。

目前主要用于检测用药前后或正常与非正常细胞(组织)靶基因含量的变化,用于疾病治疗的监测。

非竞争内标法的主要优点是简便(需构建内标品)、可以消除反应管之间差异和一定程度上消除标本间变异。

(2)竞争内标法。它的内标由基因工程方法合成,具有与靶基因相同的扩增效率和引物结合位点。在同一反应管内,靶基因、内标物与引物竞争性结合,进行同步扩增。由于竞争作用,当一种模板量逐渐增加时,另一种模板的扩增产物相对逐渐减少,靶基因与内标物的扩增产物量比值与它们各自初始状态时的模板分子数的比值是一致的。根据标准品的准确含量制作标准曲线准确定量。

内标构建中特别要求扩增效率与靶基因扩增效率一致,如果靶基因序列和内标相同,那么扩增过程中两者的实际扩增效率就接近一致,就可以对靶基因进行绝对定量(即确定样品中靶基因准确分子数),否则只能相对定量(即确定样本间靶基因分子数的差异)。

总体上说,加入内标物,能够消除 PCR 扩增过程中于反应管与反应管间以及标本之间存在的差异。

5. 实时定量 PCR

实时定量 PCR(real-time quantity PCR)运用外标法(荧光杂交探针或荧光染料保证 PCR 的特异性)通过监测 PCR 过程(监测扩增效率)达到精确定量起始模板数的目的,同时以内对照有效排除假阴性结果(扩增效率为零)。

实时定量 PCR 方法有效地解决了传统定量只能终点检测的局限,实现了每一轮循环均检测一次荧光信号的强度,并记录在电脑软件之中,通过对每个样品的量化循环数(cycle of quantification,C_q)[又称循环阈值(cycle threshold,C_t)]的计算,根据标准曲线获得定量结果。

1996 年由美国应用生物系统公司(Applied Biosystems)推出的实时荧光定量 PCR 技术不仅实现了 PCR 从定性到定量的飞跃,而且与常规 PCR 相比具有特异性更强,有效解决 PCR 污染问题、自动化程度高等特点。在医学上,实时定量 PCR 已广泛应用于病毒、细菌、遗传病和肿瘤的早期诊断。

(1)C_q 值。在实时荧光定量 PCR 中,C_q 的含义是每个反应管内的荧光信号达到设定的阈值时所经历的循环数。在设定荧光阈值时把 PCR 反应前 15 个循环的荧光信号作为荧光本底信号,荧光阈值的缺省设置是 3~15 个循环的荧光信号的标准偏差的 10 倍。

研究表明,每个模板的 C_q 值与该模板的起始拷贝数的对数存在线性关系,起始拷贝数越多,C_q 值越小(见图 5-2)。C_q 值的重现性极好,同一模板在不同时间扩增或同一时间在不同管内扩增,得到的 C_q 值是恒定的。利用已知起始拷贝数的标准品可做出标准曲线。因此,只要获得未知样品的 C_q 值,即可从标准曲线上计算出该样品的起始拷贝数。

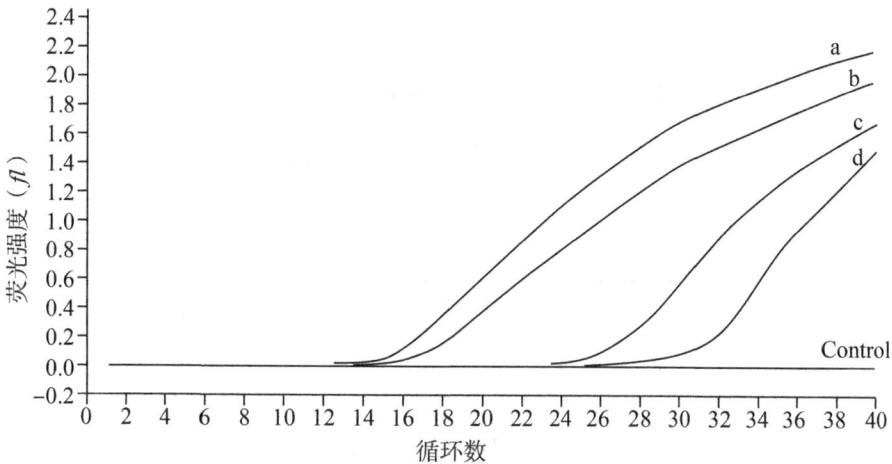

图 5-2 实时定量 PCR
注:a, b, c, d 为不同拷贝数的模板;Control 为阴性对照。

由于 C_q 值极好的重复性以及 C_q 值与起始模板的线性关系,荧光定量 PCR 一般不需要内标。但是,如果在待测样品中加入已知起始拷贝数的内标,则 PCR 反应变为双重 PCR。双重 PCR 反应中存在两种模板之间的干扰和竞争,尤其当两种模板的起始拷贝数相差比较大时,这种竞争会表现得更为显著。由于待测样品的起始拷贝数是未知的,所以无法加入合适数量的已知模板作为内标。但这种方法能够监测扩增效率,阳性样本定量准,同时排除假阴性结果。利用外标准曲线的实时荧光定量 PCR 广泛用于基因表达研究、转基因研究,药物疗效考核和病原体检测等诸多领域。

(2)TaqMan 荧光探针法。荧光定量 PCR 所使用的荧光有 TaqMan 荧光探针和 SYBR 荧光染料两种。

TaqMan 荧光探针为一寡核苷酸两端分别标记一个报告荧光基团和一个淬灭荧光基团。当探针完整时,报告基团发射的荧光信号被淬灭基团吸收;而 PCR 扩增时,Taq 酶的 $5' \rightarrow 3'$ 外切酶活性将探针酶切降解,使报告荧光基团和淬灭荧光基团分离,从而荧光监测系统可接收到荧光信号,即每扩增一条 DNA 链,就有一个荧光分子形成(见图 5-3)。TaqMan 荧光探针法实现了荧光信号的累积与 PCR 产物形成的完全同步。

(3)SYBR 荧光染料法。SYBR 是将过量的 SYBR 荧光染料加入到 PCR 反应体系中,SYBR 荧光染料特异性地掺入 DNA 双链后,发射荧光信号,而不掺入链中的 SYBR 染料分子不会发射任何荧光信号,从而保证荧光信号的增加与 PCR 产物的增加完全同步。

6. 数字 PCR

数字 PCR(digital PCR,dPCR)是一种核酸分子绝对定量技术,能够直接测定出核酸分子的个数,从而实现对起始样品的绝对定量。

dPCR 通过将一个样本分成几十到几万份,分配到不同的反应单元,每个单元至少包含一个拷贝的目标 DNA 模板,在每个反应单元中分别对目标分子进行 PCR 扩增,扩增结束后,通过对阳性反应进行计数,并应用泊松(Poisson)统计,可实现样品绝对定量。

7. 联合 PCR 技术

PCR 技术与其他技术相结合,可发挥各自的优势。联合技术主要有以下种类。

图 5-3　TaqMan 荧光探针工作原理

（1）PCR-单链构象多态性（single strand conformation polymorphism，SSCP）。PCR 产物经变性成单链,若单链 DNA 碱基不同,其构象就不同,则其电泳行为也不同,故在聚丙烯酰胺凝胶电泳图谱上便可区分单个碱基的突变。

（2）PCR-ASO。先进行 PCR 以增加 DNA 量,然后采用 ASO 杂交法进行基因诊断。

（3）PCR-RFLP。PCR 产物用一定的限制性核酸内切酶消化,根据片段长度多态性来做出诊断。

（4）PCR-限制性核酸内切酶酶谱分析法。PCR 产物用一定的限制性核酸内切酶消化后,根据酶谱变化来做出诊断。

三、核酸序列分析

核酸序列分析（sequencing）是最确切的基因分析方法。它通过测定碱基排列顺序而发现 DNA 的具体变异情况。

核酸序列分析的基本方法有化学裂解法和双脱氧核苷酸末端终止法两种。

（一）化学裂解法

先用同位素标记 DNA 的 5′端,然后用特定的化学试剂使 DNA 链在 1 个碱基或 2 个碱基处发生专一性断裂,形成一系列大小不等的 DNA 片段,再用聚丙烯酰胺凝胶电泳分离 DNA,最后经放射自显影即可在 X 线片上读出碱基序列。

(二)双脱氧核苷酸末端终止法

双脱氧核苷酸末端终止法又可根据其发明者的姓氏称为 Sanger 法(见图 5-4)。用四种 $2'$,$3'$-双脱氧核苷酸(ddNTP)部分代替脱氧核苷酸(dNTP)作为底物进行 DNA 的合成反应。因 ddNTP 核糖上的第 3 位碳原子上没有羟基,不能与下一核苷酸反应生成 DNA 链中的磷酸二酯键,所以反应不能继续下去。用同位素或者荧光染料标记 dNTP 中的任一种,经放射自显影或者激光检测即可显示碱基序列。

图 5-4　Sanger 法测定 DNA 序列

DNA 序列分析目前基本用自动化测序仪进行,它在基因分析中发挥着越来越大的作用。

四、转基因技术

(一)转基因技术的概念

转基因技术(transgenic technology)是指将目标基因经过人工分离并重组后,导入并整合到机体的基因组中,从而改善生物原有性状或赋予其新性状的基因操作技术。

(二)转基因技术的应用

转基因技术在农业生产、动物饲养和医药研究等诸多领域有着广泛的应用前景。

1.转基因植物

世界上第一种转基因植物是 1983 年成功培育的一种含有抗生素类抗体的烟草。世界上第一种转基因食品是 1993 年投放美国市场的转基因晚熟西红柿。转基因农作物可能具有高产、优质、抗病毒、抗虫、抗寒、抗旱、抗涝、抗盐碱和抗除草剂等优点。因此,农业转基因技术可保障农业的可持续发展,是解决世界温饱问题的一种有效途径之一。

2. 转基因动物

把目的基因整合到受精卵细胞或胚胎干细胞,然后将细胞导入动物子宫,最后发育成个体,这种个体能够把目的基因继续传给子代。被导入的目的基因称为转基因(transgene),而目的基因的受体动物称为转基因动物(transgenic animal)。

现在已建立了转基因小鼠、转基因羊等多种转基因动物。转基因动物对于研究人体基因的结构和功能具有重要的作用。

转基因技术在动物饲养领域也取得了很大进展。除了蛋、奶、肉、毛皮等的产量与质量提高外,转基因动物还在医药领域独辟蹊径。通过转基因技术获得特殊基因的动物不仅可能直接生产多种药品,而且利用转基因猪的器官进行人类器官移植也已经列入科学家的探讨范围。

五、诱导性多能干细胞

(一)诱导性多能干细胞的概念

诱导性多能干细胞(induced pluripotent stem cell,iPS cell)是由日本京都大学教授山中伸弥(Shinya Yamanaka)等于 2006 年在世界著名学术杂志《细胞》(Cell)上率先报道。他们利用病毒载体将 4 个转录因子(Oct4、Sox2、Klf4 和 c-Myc)基因的组合转入分化的体细胞中,发现可诱导其发生转化得到的类似胚胎干细胞的一种细胞类型,因此而命名为诱导性多能干细胞。

iPS 细胞在形态、基因和蛋白质表达、表观遗传修饰状态、细胞倍增能力、类胚体和畸形瘤生成能力、分化能力等方面都与胚胎干细胞相似。iPS 技术因此荣登 2008 年美国《科学》(Science)杂志的十大科技突破的榜首。山中伸弥与英国发育生物学家约翰·B. 格登(John B. Gurdon)同时获得 2012 年度诺贝尔生理学或医学奖。

(二)诱导性多能干细胞的应用

iPS 细胞可由任意类型的成体细胞通过重编程产生。在诱导出患者的 iPS 细胞后,经过恰当的程序诱导后,可产生用于治疗患者所需的组织细胞。这样避开了破坏胚胎引起的伦理问题,且由于来自患者自体的细胞故不会发生免疫排斥,这些优势使 iPS 细胞有望在未来的细胞治疗和再生医学等研究领域占据重要地位。

此外,应用该技术将疾病患者特异性 iPS 细胞向相应疾病中功能细胞定向诱导分化,并以此作为模型研究某些疾病的发病机制,对现有药物做出个体化的评估,发现新的治疗靶点和筛选新的药物,将为重大性疾病的基础及临床研究开辟新的研究方法和技术平台。

鉴于 iPS 细胞在疾病研究中的重要作用与巨大潜力,哈佛大学干细胞研究所 2008 启动了建立疾病特异干细胞库的计划,日本也在京都大学、庆应大学和熊本大学成立了由患者正常成体组织细胞诱导而来的 iPS 研究中心。

我国人口众多,患病群体数目庞大,针对我国特有的疾病类型的 iPS 细胞库的建立成为当务之急。

六、核转移技术

（一）核转移技术的概念

核转移技术（nuclear transfer，NT）又称为动物整体克隆技术，是指将动物发育不同时期胚胎或成体细胞的细胞核，经显微操纵技术和细胞融合的方法移植到已去除细胞核的受精卵或成熟卵母细胞中，重新构建新的胚胎，使重构胚发育为与供核细胞基因型相同后代（见图 5-5）。该过程又称为"生殖性克隆"。这样的个体所携带的遗传性状仅来自一个父亲或母亲个体，实际上是

图 5-5　核转移技术

无性繁殖，从遗传角度上讲，是一个个体的完全拷贝，故称为克隆，也称为核移植（nuclear transplantation）。由于核转移衍生的胚胎干细胞在遗传学上与供体一致，有可能用于治疗某些疾病。因此，这个过程称为"核移植治疗"或"治疗性克隆"。

1996 年 7 月 5 日，世界上第一只克隆羊多莉（Dolly）在苏格兰的罗斯林研究所诞生。多莉是一个克隆，她不是经精卵的结合而产生的，而是来自于一只 6 岁母羊的乳腺细胞的遗传物质。科学家把羊乳腺细胞和另一只羊的先去除全部遗传物质的卵融合。乳腺细胞的基因留住在卵内，指导其生长和发育。这是核转移技术的一个成功例子。这一事件一经报道便成为震撼世界的头条新闻，科学家、哲学家、伦理学家，以及宗教人士和政治人士，甚至国家头脑都卷入了一场关于这一科学成就与人类命运关系的激烈论战中。

（二）核转移技术的应用

核转移技术具有广泛的应用前景。

1. 异种移植器官供体动物的研究与开发

目前，器官移植的最大困难就是供体的缺乏。同种间的器官移植若血型不符，容易产生免疫排斥反应，这也是器官移植失败的主要原因之一。若能通过核转移技术进行异种间的核转移则有可能产生无免疫反应的器官。

2. 动物制药工厂

若把人类的有关基因在动物体内表达，则可能生产人体需要的蛋白质或酶。如：美国用山羊生产出人抗凝血因子Ⅲ，英国已从羊和牛的乳汁中生产人 α-1-抗胰蛋白酶，日本用猪生产人生长激素，荷兰用牛生产胶原蛋白等。

3. 细胞水平治疗疾病的研究

运用克隆技术制备转基因细胞，用敲除标记蛋白基因的细胞培养出转基因动物，然后在转基因动物上获取所需细胞在体外传代培养，可得到均一的细胞集团。这些细胞集团可在必要时期按必要的量供给患者，以进行细胞水平治疗相关疾病。如治疗帕金森病（Parkinson disease）和遗传性舞蹈症的神经细胞、治疗糖尿病的胰岛细胞和治疗艾滋病的T 杀伤细胞等。

4. 治疗性克隆技术

治疗性克隆技术，又称体细胞核转移技术，它所产生的细胞更加年轻，而且其潜在的

治疗价值更大。例如:在不用药的情况下,使老化的或有缺陷的免疫系统重新恢复,选择组织配型,或降低宿主排斥反应发生的危险性等方面都具有十分重要的临床应用价值。

5.建立人类疾病动物模型

通过动物模型获得与人类疾病相似的症状,发现致病的关键基因、新基因或已知基因的新功能。

七、基因敲除技术

(一)基因敲除技术的概念

基因敲除(gene knock-out)是指将细胞基因组中特定基因去除或使其失去活性的技术。

基因敲除的基本过程是先将灭活的基因放入胚胎干细胞中,然后使这一灭活基因通过同源重组取代原有的目的基因,再筛选基因已定点灭活的细胞,最后将该细胞通过显微注射注入小鼠。细胞在小鼠囊胚中参与胚胎的发育,最终形成嵌合体小鼠(只灭活了等位基因中的一个)。由于嵌合体小鼠的一部分生殖细胞是源于胚胎干细胞的,所以通过小鼠培育即可获得纯合子基因敲除小鼠。

(二)基因敲除技术的应用

基因敲除技术是研究已知基因或未知基因功能的强大工具,尤其在后基因组时代,所面临重大的问题之一是解决未知基因究竟翻译出怎样的蛋白质,这些蛋白质又扮演怎样的生理功能。尽管这些问题可能在多种体外分析系统中可以获得相当程度的解答,但最终还是需要在活体中进行验证,进而推展至人体中。所以,最简单的想法就是将这个基因在生物体内先敲除,再对敲除后的动物进行不同的分析,从而推论出此基因的功能。

基因敲除技术自1988年发展以来,不但可以生产出缺少特定基因的动物,而且可以利用此技术改造现有基因组成,更能与基因转移技术互相结合。基因工程技术不但可以在生物体内观察基因的功能,而且可以专一地研究此基因的功能。最重要的是,基因敲除产生的突变可以遗传至下一代,而这些特殊动物品系能提供给研究者可贵的信息。

基因转移技术及基因敲除技术所生产出的动物,不仅提供了研究基因与疾病间关系的途径,而且在临床上,因为有相似病程的模式动物(model animal)出现,让新药的试验更具时效性,使得开发药物的进展加速。在研究上,大至染色体片段,小至单一基因的功能,均可以利用此技术对基因的功能与调控机制进行更详尽的分析;在生物产业方面,这些技术可以运用在生物工厂(biofactory)中,大量制造一些可以运用于人体的生物制剂或移植器官等。

八、RNA 干扰技术

(一)RNA 干扰技术的概念

RNA 干扰(RNA interference,RNAi)是指与靶基因同源的双链 RNA 特异性诱导的转录后基因沉默现象。

RNA 干扰现象是一种广泛存在于生物界的古老现象,早在动植物分化之前的生物体内就已经产生了。RNAi 在生物抵御病毒感染、维持基因组中转座子的稳定以及某些生物生殖细胞的发育过程中都起着重要作用。

(二)RNA 干扰技术的原理

RNAi 作用的基本原理是干扰小 RNA(small interfering RNA,siRNA)结合核酸酶复合物形成 RNA 诱导沉默复合体(RNA-induced silencing complex,RISC)。该复合体由核酸内切酶、核酸外切酶、解旋酶等组成,对靶 mRNA 具有识别和切割作用,激活的 RISC 通过碱基配对定位到同源 mRNA 上并切割它,从而使其功能沉默(见图 5-6)。

由于 siRNA 作用的阶段是在目的 DNA 转录成为 mRNA 以后,即在转录后,所以 RNAi 引导的基因沉默又称转录后基因沉默(post transcriptional gene silencing,PTGS)。

图 5-6　RNA 干扰技术的原理

RNAi 可能的机制可分为 3 个步骤。

1. dsRNA 的生成

双链 RNA(double-stranded RNA,dsRNA)是诱导细胞 RNAi 的关键组分,外源 DNA 和 RNA 均可激发细胞产生相应的 dsRNA,但产生的方式不同。RNA 病毒在病毒或细胞中 RNA 指导的 RNA 聚合酶(RNA-dependent RNA polymerase,RdRP)的催化下,合成病毒的 RNA 序列互补链,并与之结合形成 dsRNA;DNA 病毒、重组基因、转基因等 DNA 序列,在细胞转录出 RNA 后,经 RdRP 形成 dsRNA;而转座子由于其本身具有反向重复序列(inverted repeat),所以细胞可以通过"通读转录"这种反向重复序列直接产生 dsRNA;细胞中正义和反义 RNA 的同时转录也可产 dsRNA;这种 dsRNA 可以是分开的两个 RNA 分子互补形成分子间双链,也可以是一个 RNA 分子回折,自身互补,形成分子内双链。

2. siRNA 的生成

形成的 dsRNA 要在细胞中大量扩增,当其在细胞中达到一定量的时候,会被一种特异的核酸内切酶(一种具有 RNase Ⅲ 样活性的核酸酶,在果蝇中称为 Dicer,含有解旋酶活性以及 dsRNA 结合结构域和 PAZ 结构域)识别并与之结合形成酶-dsRNA 复合体。在该酶的作用下,细胞中的单链靶 mRNA(即与 dsRNA 具有同源序列的 mRNA),会与 dsRNA 的正义链发生链互换,原先 dsRNA 中的正义链被 mRNA 代替,从酶-dsRNA 复合物中释放出来,而 mRNA 则处于原先的正义链的位置。此后,在 ATP 的参与下,细胞中存在的另一种复合体——RISC 利用结合在其上的核酸内切酶活性切割靶 mRNA 分子中与 dsRNA 反义链互补的区域,形成了 21~23nt 的 dsRNA 小片段——siRNA,每个片段的 3′端都有 2 个碱基突出。它又可以指导形成 RISC。

3. RNAi 的实现

siRNA 还可作为一种特殊的引物,在 RdRP 酶的作用下以靶 mRNA 为模板合成 dsRNA 分子,这些 dsRNA 分子又可被 RISC 切割形成新的 siRNA,新的 siRNA 又可进入上述循环,这种过程被称作随机降解性聚合酶链反应(random degradative PCR)。新生的 dsRNA 反复合成和降解,不断产生新的 siRNA,从而使靶 mRNA 渐进性减少,导致目的基因沉默,呈现 RNAi 现象。

RNA 干扰技术是在研究反义 RNA(antisense RNA)的过程中发现的,但其作用效果比反义 RNA 更好。由于是一种基因转录后的调节机制,对于高表达的一些基因,其关闭效果可能不能像基因敲除那样能达到 100%,但它比基因敲除简便得多,而且对于一些敲除后能导致细胞死亡的有重要功能的基因和一般表达水平不高的基因,RNAi 不失为一种能有效"敲低"或关闭基因,从而进行基因功能研究或进行特异基因治疗的快速、简便的新方法。

RNAi 在功能基因组学领域掀起一场真正的革命,被《科学》(*Science*)杂志评为 2002年最重要的科研成果之一。

(三)RNA 干扰技术的应用

RNA 干扰技术是一种非常有用的研究工具,它比在基因编码区加入选择标记的基因敲除技术更优越。它可以用于生物不同发育阶段加以选择,而通常敲除一个基因则可能在未知该基因功能时会使该胚胎死亡。

RNAi 在研究基因的功能、治疗病毒性疾病和肿瘤等方面已取得了许多进展。

1. 用于功能基因组分析

由于 RNAi 作用能够定向关闭生物体内的某一基因,使其不发挥作用,同时不影响其他基因,所以它方便了人们对特定基因功能的研究。随着越来越多生物全基因组序列的公布,了解这些基因在生长和发育中的作用越来越受到人们的关注。由于通过转化、注射、喂饲 dsRNA 分子,都可以使得内源的同源基因沉默而表现出相应功能丧失的表型。因此,RNAi 为实现这一目标提供了一个新的且有效的方法。

2.用于生物遗传改良

RNAi引发的PTGS是生物体中一种原始的生物免疫机制。利用植物病毒的RNAi可以直接作为PTGS的激发子,并且可通过病毒来源的基因引发植物对病毒的终生系统抗性特点。针对病毒致病基因设计短片段的dsRNA对植物进行预处理,从而引发植物对病毒mRNA的干涉,使植物对病毒具有一定的抗病性。

3.抑制有害基因的表达,用于基因治疗

从理论上讲,针对有害基因序列设计dsRNA并将其导入生物体内、或让dsRNA在生物体内转录,利用dsRNA引发其同源内源有害基因的mRNA序列的降解,可达到抑制该有害基因表达的目的。如:可以利用RNAi技术抑制病毒而用于治疗病毒性疾病,抑制癌基因则有可能用于治疗肿瘤等。

九、基因芯片技术

随着人类基因组计划(human genome project,HGP)的实施和分子生物学相关学科的迅猛发展,越来越多的动植物基因组序列得以测定,基因序列的数据正在以前所未有的速度增长。建立新型的杂交和高速测序方法以及对大量信息进行高效、快速的检测和分析就显得十分重要了。在这样的情势下,一门新兴技术——基因芯片技术发展起来了。

(一)基因芯片的基本原理

基因芯片的概念来自计算机芯片。基因芯片(gene chip)技术将大量(通常每平方厘米点阵密度高于400)探针分子固定于支持物上后与标记的样品分子进行杂交,通过检测每个探针分子的杂交信号强度进而获取样品分子的数量和序列信息。

基因芯片能够在同一时间内分析大量的基因,实现生物信息的大规模检测。基因芯片从实验室走向商业化是直接得益于探针固相原位合成技术和光刻术的有机结合以及激光共聚焦显微技术的引入。前两种技术使得合成、固定高密度的数以万计的探针分子切实可行,激光共聚焦显微扫描技术使得可以对杂交信号进行实时、灵敏、准确的检测和分析。

基因芯片具有高集成度,高并行处理能力,可自动化分析,因此它可对不同组织来源、不同细胞类型和不同生理状态的基因表达进行监测,获得基因表达的功能谱。

1.生物芯片

根据同样的理论,几乎所有的生物大分子,如DNA、蛋白质、糖,甚至人工合成的肽核酸(peptide nucleic acid,PNA)分子,均可用作芯片上的探针。因此,基因芯片属于生物芯片(biochip)。

2.基因芯片技术的基本要点

基因芯片技术一般都包含DNA方阵的构建、样品的制备、杂交和检测等4个基本要点。

(1)DNA方阵的构建。基因芯片的制作方法有:点接触加法、分子印章法、光刻DNA合成法、喷墨法和原位合成法。

(2)基因芯片样品的制备。DNA 样品的来源主要是从细胞中提取的 mRNA 逆转录成的 cDNA、用 PCR 扩增技术和 DNA 固相合成技术获取的基因序列。

(3)杂交。固定在芯片上的成千上万样品与经过标记(同位素或荧光素标记)的样品核酸在严谨条件下进行杂交,杂交后的芯片经过严谨条件下三洗涤以除去未杂交的一切残留物。

(4)杂交图谱的检测及分析。杂交后的芯片放入芯片扫描仪,芯片点阵中的每一个单元微点都是一个传感器的探头。精密的扫描仪或 CCD 摄像技术可以采集杂交信号,包括杂交点的荧光信号装置、荧光强弱。双色荧光测定则分别测读两种荧光的强度,然后再用软件进行计算机分析和运算。

(二)基因芯片的主要类型

根据将寡核苷酸固定到固相支持物上的不同,芯片的制作总体上分为片上原位合成(*in situ* synthesis)寡核苷酸点阵芯片和用微量点样技术制作 cDNA 点阵芯片两种。

基因芯片的支持物有多种,如玻璃片、硅片、聚丙烯膜、硝酸纤维素膜和尼龙膜等。作原位合成的支持物在聚合反应前要先使其表面衍生出羟基并与保护基建立共价连接。

1.原位合成技术

原位合成法主要为光引导聚合技术(light-directed synthesis),它不仅可用于寡聚核苷酸的合成,也可用于合成寡肽分子。光引导聚合技术是光刻术(photolithography)与传统的核酸、多肽固相合成技术相结合的产物。此方法为合成高密度核酸探针及短肽阵列提供了一条快捷的途径。

通常原位合成方法仍然比较复杂,除了在基因芯片研究方面享有盛誉的 Affymetrix 等公司使用该技术合成探针外,其他中小型公司大多使用合成点样法。

2.微量点样技术

微量点样技术在多聚物的设计方面与原位合成方法相似,合成工作采用传统的 DNA 或多肽固相合成仪完成,只是合成后用精密的自动化微量点样装置将其以比较高的密度涂布于硝酸纤维膜、尼龙膜或玻片上。支持物应事先进行特定处理,例如包被以带正电荷的多聚赖酸或氨基硅烷。

(三)基因芯片技术的主要应用

研究基因生物学功能的最好方式是监测基因在不同组织、不同发育阶段和不同健康状况下的变化。这是一项非常复杂的工作,但基因芯片技术可以允许采用研究人员同时测定成千上万个基因的作用方式,并在较短时间内获得的信息。

基因芯片技术曾被美国科学促进会列为 1998 年度自然科学领域十大进展之一,足见其在科学史上的意义。

现在,基因芯片的应用越来越广泛,已渗透到生物科学众多的领域之中,这些应用包括基因表达检测、突变检测、基因组多态性分析和基因文库作图以及杂交测序等方面。将生物传感器与芯片技术相结合形成的新型生物传感器,已成为当今国内外侦检的主要手段之一,应用的领域主要包括环境中的毒物侦检、食品饮水的检测及医学临床检测等方面。

在实际应用方面,生物芯片技术在医学、农学、生物学相关领域等有着广泛的用途。

1.基因芯片在医药领域中的应用

基因芯片最早被用于遗传病的研究,现在可广泛应用于疾病诊断和治疗、疾病分类、药物筛选、发病机制、愈后判断、药物筛选和寻找可能的药物靶标等方面。它将为人类认识生命的起源、遗传、发育与进化,以及为人类疾病的诊断、治疗和防治开辟全新的途径,为生物大分子的全新设计和药物开发中先导化合物的快速筛选和药物基因组学研究提供技术支撑平台。肿瘤研究用芯片开发迅速,癌基因突变检测芯片已开发出来,可直接供医疗卫生部门使用。

2.基因芯片在农业上的应用

基因芯片被广泛用于农作物的优育和优选。

3.基因芯片在其他领域中的应用

基因芯片还可用于司法鉴定、食品卫生监督、环境检测、国防和航天等领域。

总的来看,生物芯片技术在医学、生命科学、药学、农业和环境科学等凡与生命活动有关的领域均具有重大的应用前景。

十、染色质免疫沉淀技术

目前,随着人类基因组测序工作的完成,功能基因组学研究已经成为热点;而基因的表达调控是功能基因组学的一个重要方向。研究某个蛋白质(转录因子)对基因表达的调控功能,可以通过对蛋白质活性(激活或抑制其活性)、蛋白质数量(上调或下调表达)以及蛋白质功能(功能缺陷型蛋白)的控制等方面来影响下游基因的表达,而下游基因的变化又可以通过 RT-PCR 或基因芯片等方法进行表达谱差异的研究。但是,这都无法提供证据证明这些变化是受某个蛋白质直接调节的,还是间接由其他变化导致的结果。因此,如果想要提供蛋白质直接调控基因表达的证据,就需要直接检测和证明蛋白质-DNA 的相互作用关系。

采用传统的方法,如电泳迁移率变动分析(electrophoretic mobility shift assay, EMSA)等可以研究蛋白质-DNA 的相互作用,但这些方法是将蛋白质与核酸在试管内进行反应,也就是通常所说的体外生化实验。因此,这些传统方法具有一定的局限性,不能充分反映细胞或者个体在生理情况下 DNA 与蛋白质相互作用的真实情况,而且很难捕捉到在染色质水平上基因表达调控的动态瞬时事件和空间构象情况。染色质免疫沉淀技术就是在这样的形势下应运而生的。

(一)ChIP 的基本原理

1.ChIP 的概念

染色质免疫沉淀技术(chromatin immunoprecipitation,ChIP)是一种研究体内 DNA 与蛋白质相互作用的技术。它的基本原理是在活细胞状态下,交联固定蛋白质-DNA 复合物,利用超声波方法将其随机打碎为一定长度范围内的染色质小片段,然后通过免疫学方法,运用目的抗体与抗原结合,特异性地富集与其形成复合体的 DNA 片段;然后将所获取的 DNA 片段纯化回收后,对目的 DNA 片断进行鉴定和检测,进而获得蛋白质与 DNA 相互作用的信息(见图 5-7)。

图 5-7　ChIP 流程

2. ChIP 的基本步骤

ChIP 的基本步骤包括 DNA 与蛋白质的交联、染色质断裂和免疫沉淀。

(1)DNA 与蛋白质的交联。通常以浓度为 1% 的甲醛来固定体内 DNA 与蛋白质的相互作用。甲醛能有效地使蛋白质-蛋白质、蛋白质-DNA 和蛋白质-RNA 交联,形成复合体,防止细胞内组分重新分布。

交联的原理:在甲醛的作用下,DNA 碱基上的氨基或亚氨基和蛋白质上的氨基及赖氨酸、精氨酸、组氨酸和色氨酸残基的侧链氨基与另外的 DNA 和蛋白质上的氨基或亚氨基交联在一起,在短时间内形成复合体,防止细胞内组分重新分布。甲醛并不作用于游离的双链 DNA,从而避免 DNA 的损伤。甲醛的交联反应是完全可逆的,以便于在后续的步骤中对 DNA 和蛋白质进行分析。交联时间通常为 5min 到 1h,具体时间应当根据实验而定。值得注意的是,交联时间如果过长,细胞染色质难以用超声波破碎,影响 ChIP 结果,而且实验材料也容易在离心过程中丢失。交联时间如果过短,则交联不完全,产生假阴性。甲醛的交联反应可被加入的甘氨酸终止。

(2)染色质断裂。通常染色质可被物理方法(超声波)或化学方法[酶,如微球菌核酸酶(micrococcal nuclease)]切成 100~1000bp 的片段。这样一来,与 DNA 结合的目标蛋白质将容易被暴露,有利于抗体充分识别。超声波是使用机械力断裂染色质,会产生热量,容易引起升温,引起蛋白质变性,进而影响 ChIP 的效率。所以,在超声过程中,要将样本放在冰水浴中进行,而且要设计时断时续的超声程序,保证低温。微球菌核酸酶可以将染色质切成一到几个核小体,比超声波处理的结果更精致,更均一。

(3)免疫沉淀。将目的蛋白质的抗体加入富含染色质小片段的缓冲液中,利用抗原蛋白质和抗体的特异性结合,将与目的蛋白质形成复合体的 DNA 片段沉积下来。

(二)ChIP 技术的主要应用

ChIP 技术可以真实地反映体内蛋白质因子与基因组 DNA 结合的状况,其应用范围已经从研究目的蛋白质与已知靶序列间的相互作用,发展到研究目的蛋白质与整个基因组的未知序列的相互作用,以及目的蛋白质在调控染色质空间构象方面的作用。随着对基因功能研究的深入和技术手段的更新,这项技术正越来越多地被应用于科研的各个领域。

1. ChIP-qPCR 的应用

染色质免疫沉淀-定量 PCR 技术(ChIP-qPCR)就是运用比较精确的实时定量 PCR 方法检测与蛋白质形成复合体的 DNA 样品,此方法也称为实时定量染色质免疫沉淀技术。这是一种确定 DNA 和蛋白质相互作用的简单、快速、灵敏、精确的方法,相对来说成本也较低。目前,几乎应用于初步确定所有蛋白质-DNA 的结合实验。

2. ChIP-chip 的应用

染色质免疫沉淀-芯片技术(ChIP-chip;ChIP-on-chip)是将 DNA 芯片技术与 ChIP 相结合,是一种高通量分析 DNA 和蛋白质结合的方法。

ChIP-chip 能在全基因组上分析目的蛋白质与 DNA 的结合位点。ChIP-chip 信息量的获得主要取决于芯片表面固定的探针。探针的覆盖度、分辨率和密度是生物芯片的重要特征。该技术已经成为深入研究内源蛋白质和 DNA 相互作用的有力工具,能在基因组特定范围内或者特定染色质区域确定转录因子所在位置的染色质结合位点。

3. ChIP-seq 的应用

为了在全基因组范围内发现蛋白质/转录因子的结合位点,需要进一步对从染色质免疫沉淀实验得到的 DNA 样品序列进行确定,染色质免疫沉淀-测序技术(ChIP-seq)是将深度测序技术与 ChIP 实验相结合分析全基因组范围内 DNA 结合蛋白结合位点的高通量方法。

目前,受益于人类基因组计划的完成,以及许多物种全基因组序列的解明,ChIP-seq 技术已经逐步被应用于基因组序列已知的物种,通过 ChIP-seq 技术能确切得到每一个片段的序列信息,并实现其在基因组上的定位。这样一来,一方面,与 DNA 结合的蛋白质/转录因子和其结合的 DNA 序列一样都能相应地在基因组上进行定位,从而有利于从整体上把握蛋白质对基因的调控;另一方面,也能够分析基因组上许多 DNA 序列的新功能。

十一、基因组编辑技术

(一)基因组编辑技术的原理

基因组编辑(genome editing),又称"基因编辑(gene editing)",是指利用工程核酸酶对机体基因组中的特定 DNA 片段进行定点插入、删除、修改或置换等修饰操作,从而完成对靶细胞 DNA 目的基因片段的精确编辑技术。与早期随机将遗传物质插入宿主基因组的普通基因工程技术不同,通过基因组编辑能达到高效而精准地基因插入、缺失或替换,从而改变遗传信息和表现型特征。

科学家们通过多年的探索,发现了多种高效核酸酶,使得基因组编辑技术得到了快速发展和广泛应用。以人工核酸内切酶介导的兆核酸酶(meganuclease)技术、锌指核酸酶(zinc finger nuclease,ZFN)技术、转录激活因子样效应物核酸酶(transcription activator-like effector nuclease,TALEN)技术、成簇规律间隔短回文重复(clustered regularly interspaced short palindromic repeat,CRISPR)/CRISPR 相关蛋白(CRISPR-associated protein,Cas)技术等 4 种方法发展最为迅速,尤其是 CRISPR/Cas 基因组编辑技术。

CRISPR/Cas 系统是古细菌和细菌在长期演化过程中形成的一种获得性免疫系统,可识别并切断外源 DNA,沉默外源基因的表达。CRISPR/Cas 系统包括:①*CRISPR* 基因座。主要由前导区(leader)、重复序列区(repeat)和间隔区(spacer)构成;②*Cas* 基因。位于 *CRISPR* 基因附近或分散于基因组其他地方,编码 Cas 蛋白。

CRISPR/Cas 系统的工作过程分为 3 个阶段。

(1)获取。根据外源基因的原间隔序列临近模体(protospacer adjacent motif,PAM)确定原间隔序列,Cas 蛋白将其切割,整合到 CRISPR 序列中形成间隔区序列。

(2)表达。间隔序列经过转录、加工为成熟的 CRISPR RNA(crRNA),以识别外源基因。

(3)干扰。crRNA 与特异性 Cas 蛋白形成 crRNA-核糖核蛋白(crRNP)效应子复合物,并激活 Cas9 的核酸酶活性,特异性切割外源基因。

基于 *CRISPR/Cas* 基因组编辑技术的重要意义,法国生物化学家埃马纽埃尔·卡彭蒂耶(Emmanuelle Charpentier)和美国生物学家詹妮弗·杜德娜(Jennifer Doudna)在 2020 年被授予诺贝尔化学奖,以表彰他们在基因组编辑技术方面的突出贡献。随着 Cas 蛋白的发现和重组 DNA 技术的应用,科学家们对 CRISPR/Cas 系统进行了整合改造,并将其作为基因组编辑的工具使用。自然界中的 Cas 类型丰富多样,其中源于酿脓链球菌(*Streptococcus pyogenes*)的 Cas9(SpCas9)是目前基因组编辑领域应用最为广泛的编辑工具酶。由于 crRNA 在通过碱基互补配对特异性识别基因组上的靶位点之后,需要与反式激活 crRNA(transactivating crRNA,tracrRNA)协同才能招募并稳定 Cas9 蛋白靶向切割 DNA 片段。近年来,科学家们进一步将 crRNA 与 tracrRNA 融合形成单向导 RNA(single guide RNA,sgRNA),从而简化了 CRISPR/Cas 系统的设计和流程。

(二)基因组编辑技术的应用

1. 单碱基编辑技术

单碱基编辑(base editor,BE)技术是一种基于脱氨酶与 CRISPR/Cas9 系统融合形成的技术,能够在不破坏 DNA 双链的前提下,依赖 sgRNA 定位于特异的靶序列,通过脱氨酶的脱氨基作用实现单碱基水平的碱基替换。该技术由哈佛大学刘如谦(David Liu)实验室于 2016 年首次报道,通过将 SpCas9 与胞嘧啶脱氨酶(cytidine deaminase,CyD)融合,实现胞嘧啶(cytosine,C)到胸腺嘧啶(thymine,T)的单碱基转换,即胞嘧啶碱基编辑器(cytosine base editor,CBE)。随后实验室在原有 BE 的基础上实现了腺嘌呤(adenine,A)到鸟嘌呤(guanine,G)的精确转换,也就是腺嘌呤碱基编辑器(adenine base editor,ABE)。也有一些实验室发现了类似的工具,并在这些工具的基础上进行改造与优化,出现了如 C. G>G. C 颠换的糖基化酶碱基编辑器(glycosylase base editor,GBE),能同时实现同一位点的 C. G>T. A 和 A. T>G. C 转换的双碱基编辑器(dual base editor,DBE),适应所有碱基之间转换的引导编辑器(prime editor,PE),以及线粒体 DNA 编辑器等。

相比于传统的 CRISPR/Cas9 技术,BE 技术既不引入 DNA 双链断裂,又不需要重组修复模板,而且其效率远远高于由发生双链断裂引起的同源重组修复方式,对于许多点突变造成的遗传病的治疗具有很大的潜能。例如:视网膜退行性疾病是一种罕见的遗传性视网膜疾病,由视网膜色素上皮细胞特异性 65kDa 蛋白(retinal pigment epithelium-specific 65 kDa protein,*RPE65*)基因突变引起。RPE65 是经典视觉循环中的一种关键视黄素异构酶,可再生活性视觉发色团 11-顺式视黄醛,患者因为缺失该酶而导致视网膜上的感光细胞死亡,发生进行性视力丧失。有动物实验结果显示,采用 ABE 技术可纠正该基因突变,使动物的视觉功能接近正常水平。另外,黏多糖贮积症 Ⅰ 型(Mucopolysaccharidosis type Ⅰ)是一种由于缺乏特异降解黏多糖的溶酶体 α-L-艾杜糖醛酸酶(α-L-iduronidase,IDUA)的常染色体隐性遗传病,常导致多器官组织的功能失调,甚至引起死亡。有报道称,将含有 SpCas9 的 ABE 包装于腺病毒载体,通过卵黄静脉递送至胎鼠体内,实现了 A>G 的转换,提高了模型鼠的存活率,改善了机体代谢及病理学表现,在一定水平上缓解了相关症状。

2.表观基因组编辑技术

表观基因组编辑技术是利用基因组编辑工具有针对性地进行表观基因组编辑并实现转录调控的技术。目前,表观遗传修饰和转录调控的设计主要基于核酸酶的结合运用,其中以工程化缺陷型核酸酶(dead-Cas9,dCas9)的结合最为有效,其设计原理是把各种表观调控效应器融合到 dCas9 上,利用核酸酶可以靶向识别并结合 DNA,但无切割酶的活性,在特定位点上实现表观基因组的编辑。在常用的表观遗传编辑工具中,根据融合的不同效应,可将其大致分为 CRISPR 干扰(CRISPR interference,CRISPRi)和 CRISPR 激活(CRISPR activation,CRISPRa)分别用于抑制和激活基因表达。

CRISPRi 将抑制基因转录的效应器融合到 Cas9 蛋白上,在 sgRNA 的引导下,转录抑制效应蛋白与靶基因相关元件作用,然后抑制靶基因的转录表达。目前常用的 CRISPRi 工具有 dCas9-KRAB、dCas9-HDAC 和 dCas9-DNMT3A 等。KRAB 是编码基因中的 Kruppel Association Box(KRAB)结构域,具有转录抑制作用。HDAC 是组蛋白脱乙酰酶(histone deacetylase),它是从组蛋白中去除乙酰基的酶,与表观遗传变异相关,与一些转录阻遏蛋白相关。DNA 甲基转移酶 3A(DNA methyltransferase 3A)对基因组 DNA 进行甲基化修饰,具有负调控基因表达作用。将 dCas9 蛋白与 KRAB、HDAC 或

DNMT3A 融合,构建融合蛋白,可以抑制靶基因的表达。

CRISPRa 将激活基因转录的效应器融合到 Cas9 蛋白上,激活靶基因的转录表达。目前常用的工具有:dCas9-VP64、dCas9-VPR、dCas9-dMSK1 和 dCas9-p300 等。VP64 是单纯疱疹病毒蛋白 16(VP16)的四聚体,可在转录水平激活基因表达;P65 是 NF-κB 家族成员的一种具有 REL 样结构域转录因子,可激活靶基因的表达;而 RTA47 是人类疱疹病毒 R 的反式激活子。科学家将高活性的 VP64-P65-RTA 结构域与 dCas9 蛋白融合,构建了 dCas9-VPR 激活系统。dCas9-VPR 能有效地激活靶点,并产生特定基因的优势表型。丝裂原和应激激活蛋白激酶 1(mitogen-and stress-activated protein kinase 1,MSK1)催化组蛋白 H3S10 和 H3S28 的磷酸化,dCas9-dMSK1 是研究组蛋白磷酸化和靶向激活基因的有力工具,扩展了这种表观遗传编辑工具的功能。P300 蛋白是一种重要的组蛋白乙酰转移酶,可以激活基因表达,参与多种生物学过程。dCas9-p300 具有内在配体调节能力,为特定基因组位点的时空乙酰化调控提供了工具。

各种调控效应器同 dCas9 的结合极大地扩展了 CRISPR 在转录调控和表观基因组编辑的应用范围,而相关研究也表明核酸酶的表观基因组编辑具有极高的安全性和特异性,并且没有明显的脱靶效应,为体内表观基因修饰和治疗奠定了基础。

(三)基因组编辑技术的风险

1.在技术层面上的风险

基因组编辑技术尚不完善,可能导致应用过程中的诸多不确定性。如:在编辑目标基因时,可能无法精确到只与靶序列结合,切割操作也可能并不精准,可能会误切或者误编辑到非目标区域,从而导致非预期的基因编辑,也就是通常说的脱靶效应;以及编辑效率低下导致未完全编辑细胞的"嵌合效应";还有编辑特定功能性基因导致的可能不可预知的"副作用"。

2.在社会层面上的风险

基因组编辑技术可能会对社会公平与正义产生冲击,导致相关伦理问题的出现。例如,基因组编辑技术可能加剧社会中存在的偏见和狭隘,加剧对家庭观念及共同利益的冲击,动摇技术的平等获取和社会正义等。

3.在生态层面上的风险

基因组编辑技术可以改变物种的基因库,带来不可控的可能风险后果。例如,基因组编辑所带来的"多代效应"的后果难以评估,可能会人为地增加人类遗传问题的风险。

第三节　人类基因组计划

一、人类基因组计划的基本含义

(一)人类基因组计划的提出

现代遗传学家认为,基因是 DNA 分子上具有遗传效应的特定核苷酸序列的总称,是具有遗传效应的 DNA 分子片段。基因位于染色体上，并在染色体上呈线性排列。基因的功能不仅可以通过复制把遗传信息传递给下一代，还可以使遗传信息得到表达。不同人种之间头发、肤色、眼睛和鼻子等的不同，就是基因差异所致。

人类基因组由 23 条染色体，约 30 亿对核苷酸构成。1986 年，著名生物学家、诺贝尔奖获得者雷纳托·杜尔贝科（Renato Dulbecco）在《科学》（*Science*）杂志上率先提出"人类基因组计划"（HGP），引起学术界巨大反响和热烈争论。经两次会议研究后，1988 年美国国会批准由美国国立卫生研究院（National Institutes of Health，NIH）和能源署（Department of Energy，DOE）负责执行。1990 年 10 月，美国政府决定出资 30 亿美元正式启动"人类基因组计划"，并由因提出 DNA 分子双螺旋模型而获诺贝尔生理学或医学奖的 Watson 出任"国家人类基因组研究中心"第一任主任。这是一项全球性的大型科学研究项目，对生命科学的发展具有巨大的理论价值和实用价值。基因组学（genomics）作为一门新兴学科也应运而生。

此后，国际性组织——人类基因组组织（Human Genome Organization，HUGO）成立，并由它组织人类基因组相关的国际性合作研究。

1992 年法国研究组构建了酵母人工染色体（yeast artificial chromosome，YAC）文库，生产了大量的遗传标记，首先绘制出 21 号染色体长臂的重叠 YAC 克隆，引起了科学界的轰动。1992 年在巴西召开了第一次南北人类基因组会议，使发展中国家也参与了这项研究，并提出"人类遗传多样性项目（Human Genetic Diversity Project）"，得到与会各国的支持。我国于 1993 年正式组织人类基因组研究，标志我国也正式参与了这一世界性宏伟的科学研究工程。1995 年，在上海和北京分别成立了国家人类基因组南、北两个研究中心。1999 年 7 月，我国在国际人类基因组注册，承担了其中 1% 的测序工作，即第 3 号染色体 3000 万个碱基的测序，简称"1% 项目"。

1998 年 5 月 9 日，曾在美国国立卫生研究院（NIH）工作，后辞职到私人公司发展的科学家克雷格·文特尔（Craig Venter）教授和全球最大的 DNA 自动测序仪生产厂家珀金埃尔默（Perkin-Elmer）公司宣布组建一家以盈利为目的的私立风险投资公司——赛莱拉基因组学公司（Celera Genomics Corporation），并宣称他们将在无政府投资条件下早于多国合作小组完成人类基因组计划，投资 3 亿美元在 3 年内大体上完成人类基因组的全部测序。

2000 年 6 月 26 日，参与完成人类基因组计划的美、英、德、法、日和中国等六国的 16 个基因中心同时宣布人类基因组"草图"（工作框架图）完成。2001 年 2 月 12 日，人类基因组 DNA 全序列数据被正式公布。由多国合作小组的测序结果发表在 2001 年 2 月 15 日出版的英国《自然》（*Nature*）杂志第 409 卷第 6822 期，而 Celera 公司的测序结果发表在 2001 年 2 月 16 日出版的美国《科学》（*Science*）杂志第 291 卷第 5507 期上。整个人类基因组的完成图于 2003 年 4 月绘制完毕。

（二）人类基因组计划的目的

人类基因组计划的目的在于阐明人类基因组约 30 亿个碱基对的序列，发现所有人类基因并明确其在染色体上的位置，破译人类全部遗传信息，从而最终弄清楚每个基因编码的蛋白质及其作用，使人类第一次在分子水平上全面地认识自我。

"人类基因组计划"被称为"人体第二张解剖图"。人体的解剖图告诉了我们人体的构成,主要器官的位置、结构与功能,所有组织与细胞的特点;而人类基因组计划绘成的第二张人体解剖图将成为疾病的预测、预防、诊断、治疗及个体医学的参照。

随着人类基因组逐渐被破译,一张生命之图已被绘就,人们的生活也将发生巨大变化。基因药物已经走进人们的生活,利用基因治疗更多的疾病不再是一个奢望。因为随着我们对人类本身的了解迈上新的台阶,很多疾病的病因将被揭开,药物就会设计得更好些,治疗方案就能"对因下药",生活起居、饮食习惯有可能根据基因情况进行调整,人类的整体健康状况将会提高。

(三)人类基因组计划的意义

1.基因诊断和基因治疗

人类基因组计划可以发现许多疾病(如:遗传病、肿瘤、高血压、冠心病和糖尿病等)相关基因和识别疾病易感基因,为这些疾病的诊断和治疗提供目的基因。

2.疾病预防

基于基因组信息为疾病的预防提供了有用的信息,有可能调整风险人群的生活方式和干预环境致病因子。

3.生产基因工程药物

基因功能的确立为基因工程药物的生产提供了必备基础,如在多肽激素、生长因子、凝血和抗凝因子等及其受体的生产等方面有望取得进展。

4.形成诊断和研究试剂产业

基因和抗体试剂盒、诊断和研究用生物芯片、疾病和药筛模型等研究开发领域的高科技企业均可出现。

5.推动组织工程的实施

在细胞、胚胎、组织工程,胚胎和成年期干细胞、克隆技术、器官再造等方面有较大的促进作用。

6.提供筛选药物的靶点

人类基因组计划与合成药物和天然化合物分离技术结合,建立高通量的受体、酶结合试验。生物信息学随着人类基因组计划实施而兴起,为药物作用靶点的高级结构分析、预测和模拟提供了新手段。

7.为个体化的药物治疗创造了条件

人类基因组计划发现许多单核苷酸多态性(single nucleotide polymorphism,SNP)普遍存在,这为个体化用药提供了必要的信息,并推动了一门新学科——药物基因组学的形成和发展。

(四)人类基因组计划"中国卷"的特点

1.我国是承担国际人类基因组计划的唯一一个发展中国家

在参与完成人类基因组计划的六个国家中,除中国外,其他五国均为发达国家。这标志着我国已掌握生命科学领域中最前沿的大片段基因组测序技术,在开发和利用宝贵的基因资源上已处于与世界发达国家同步的地位,在结构基因组学中占有一席之地。

2.我国人类基因组以疾病相关基因和重要生物功能基因的结构与功能研究为重点

我国开展人类基因组计划的起点较高,一开始就把结构与功能联系起来。我国在克隆神经性耳聋致病基因、多发性骨疣致病基因、肝癌相关基因、鼻咽癌相关基因和白血病诱导分化相关基因等方面取得了许多进展。

3.具有丰富基因资源和独特优势

我国是多民族国家,在我国大地上长期生活着许多相对隔离的民族群体,这是我国在人类基因组研究中具有的独特优势。我国已建立了西南、东北地区 12 个少数民族和南、北两个汉族人群永生细胞株,开展了多民族基因组多态性的比较研究。

4.完成速度最快,质量最高

2000 年 4 月我国科学家率先完成了绝大部分测序任务,序列覆盖率为 90% 以上。2001 年 8 月,我国率先绘制出人类基因组 1% 的完成图。

二、结构基因组计划

人类基因组计划由结构基因组计划和功能基因组计划两部分组成。前者是测定人类基因组的全部核苷酸序列,后者是研究人类全部基因的功能。

人类基因组计划中以测定基因序列为主的计划称为结构基因组计划。

(一)人类基因组作图

人类基因组全顺序分析可分为两大步骤:制图(mapping)和测序(sequencing),同时发展人类和模式生物基因定位和测序的新技术。全过程又可分为 4 个阶段(phase):构建 1cM 的遗传图、构建物理图、建立重叠克隆系和完成核苷酸顺序测定。当然,这 4 个阶段是交叉进行的。全自动化测序仪的不断更新极大地提高了测序的准确性和效率。

通过计算连锁的遗传标记之间重组频率而确定它们相对距离的基因图称为遗传连锁图或简称遗传图(genetic map)。遗传图用厘摩尔根(centimorgan,cM)来表示。

表示各遗传标记之间物理距离的基因图称为物理图(physical map)。物理图用碱基(bp)或千碱基(kb)或兆碱基(Mb)来表示。1cM 的遗传距离大致上相当于 1Mb 的物理距离。

随着研究工作的进展,遗传图和物理图逐渐发生整合,在此基础上大量引入基因标记,从而形成转录图(transcriptional map)。

1.遗传图

遗传作图是以研究家族的减数分裂,以了解两个基因分离趋势为基础来绘制基因座位间的距离。它表明基因之间连锁关系和相对距离,并以重组率来计算和表示,以 cM 为单位。两个遗传座位间 1% 的重组率即为 1cM。人类精细的遗传图水平可达 1cM,即 100kb(1Mb)左右。

遗传图以具有遗传多态性的遗传标记为"路标",以遗传学距离为"图距",是基于遗传功能而建立的图谱。用于遗传连锁图绘制的遗传标记是随着技术的发展而发展的。

早期的遗传标记主要为生化标记(如各种酶、抗原或蛋白质);20世纪80年代中期以限制性片段长度多态性(restriction fragment length polymorphism,RFLP)、串联重复序列多态性(variable number of tandem repeat,VNTR)和小卫星重复顺序(mini-satellite repeat sequence)等遗传标记为主;20世纪80年代后期发展了短串联重复序列(short tandem repeat,STR),也称微卫星(microsatellite,MS)标记。MS主要为二核苷酸重复序列,如(CA)n。这些微卫星标记在染色体上分布较均匀,信息含量明显高于以前常用的RFLP。

随着人类基因组计划的进行,在基因组中发现了单核苷酸多态性(SNP)。SNP标记的意义已超出了遗传作图的范围,成为研究基因组多样性和识别、定位疾病相关基因的一种新标记。已知每1000个序列中会有一个SNP,这就是说,个体遗传信息差异仅约有0.1%,而其他99.9%都是相同的。人类基因组计划估计人类基因组中大约有140万个SNP位点。如果碱基序列因SNP而存在差异,相应氨基酸就可能会不同,这将会导致蛋白质功能不同。人们发现SNP位点通常聚集并形成单倍体基因型,而且估计这些单倍体基因型约有10万对。

2. 物理图

物理作图是从DNA分子水平制作基因图。它表示不同基因(包括遗传标记)在染色体上的实际距离是以碱基对为衡量标准。物理图谱以精确的DNA碱基对顺序来表达,说明了基因的DNA分子结构。

物理图包含了以下两层意义。

(1)分布于整个基因组的30000个序列标签位点(sequence tagged site,STS)。这可使基因组每隔100kb距离就有一个标记。通过STS序列来确定相连或重叠的DNA片段群,从而最终确定这些片段在基因组中的位置。

(2)覆盖每条染色体的大片段DNA克隆。如:酵母人工染色体(YAC)或细菌人工染色体(bacterial artificial chromosome,BAC)、人工附加染色体(human artificial episomal chromosome,HAEC)和噬菌体染色体(phage artificial chromosome,PAC)等连续克隆。从细胞遗传学水平,用染色体显带等技术在光学显微镜下观察,将基因定位于不同染色体的具体区带,称为区域定位(regional assignment);把基因只定位到某条染色体上称为染色体定位(chromosomal assignment)。这个水平上的基因图谱又称细胞遗传图(cytogenetical map),分辨率可为5Mb~1Mb。

3. 转录图

在人类基因组中,为蛋白质编码的序列约占1%,而在某一种细胞中,编码序列又仅有10%左右表达。因此,研究转录图对于阐明基因组中基因的数目和功能具有重要意义。在获得mRNA序列的基础上,构建转录图。构建转录图首先需要获得人类基因的表达序列标签(expressed sequence tag,EST),以此建立一张人类的转录图,并与遗传图交叉参照。EST是指从互补DNA(cDNA)分子中所测得的部分序列的短片段DNA(通常为300~500bp)。

4. 完整核苷酸顺序的测定

人类基因组计划的最终目的就是测定总长度约为1米,由约30亿碱基对组成的人基因组 DNA 的全部序列。

5. DNA 序列的生物信息学分析

人类基因组计划的实施产生了大量的数据和信息,如何分析和利用这些资料显得非常重要,也很复杂。人类基因组计划一开始就与信息高速公路和数据库技术形成了同步发展。美国的国家生物技术信息中心(National Center for Biotechnology Information,NCBI)、基因组序列数据库(Genome Sequence Data Base,GSDB)、欧洲分子生物学实验室(European Molecular Biology Laboratory,EMBL)和日本 DNA 数据库(DNA Data Bank of Japan,DDBJ)等国际上四大生物信息中心已经建立和维持了数百种生物的 cDNA 和基因组 DNA 序列的大型数据库,包括 GenBank、EMBL、DDBJ、PIR、Swiss-PROT 等。研究者可以在多种不同的分析系统中对序列数据库进行多方面的分析和比较,如:新基因发现的确认、蛋白质模体的鉴别、调控元件的分析、重复序列的鉴别、DNA 序列相似性的分析、核苷酸组成的分析以及物种间的比较等。

(二)比较基因组学

人类基因组研究的目的,除了积累基础数据外,还要分析数据中所蕴藏的内在规律,从而更好地认识生命体。随着模式生物基因组测序和人类基因组测序的相继完成(见表5-2),比较基因组学(comparative genomics)应运而生。生物信息学所提供的强有力的分析和综合手段,使人们能够逐渐透过浩瀚的基因组序列信息去探索一些更为本质的问题,如:基因组的复杂度与生物进化、基因组编码序列的结构、基因和蛋白质家族、基因家族的大小及其进化。

表 5-2　几种生物的基因组

种群	物种	基因组大小/Mb	基因数	完成序列测定时间
原核生物	支原体	0.58	470	1995 年
	大肠杆菌	4.60	4300	1997 年
	绿脓杆菌	6.30	5500	2001 年
单细胞真核生物	酿酒酵母	12.00	6200	1996 年
	裂变酵母	14.00	4900	2001 年
	幽门螺杆菌	1.70	1500	2001 年
多细胞真核生物	线虫	100.00	18400	1998 年
	果蝇	140.00	13600	2000 年
脊椎动物	阵风鱼	400.00	30000	2010 年
	人类	3000.00	30000	2003 年
	小鼠	3300.00	40000	2007 年
植物	拟南芥	125.00	25000	2000 年
	水稻	560.00	30000	2005 年
	玉米	5000.00	30000	2009 年
	小麦	17000.00	30000	2013 年

(三)疾病基因组学

人类基因组计划的直接原因是想要解决包括肿瘤在内的人类疾病的分子遗传学问题。单基因遗传病和属于人类常见病、多发病的遗传易感性疾病(如:肿瘤、心血管病、代谢性疾病、神经疾病、精神疾病和免疫性疾病)的致病基因和疾病相关基因占人类基因组中相当大的一部分。因此,包括疾病基因的定位、克隆和鉴定的疾病基因组学是人类基因组计划的核心部分。

疾病基因组学(morbid genomics)就是瞄准疾病相关基因,尤其是对多基因病致病基因的分析,揭示基因组与环境因素、致病因素的相互作用,阐明疾病易感性(susceptibility)和抗性(resistance)的遗传基础。

1.遗传病

20 世纪 90 年代之前,研究人员对绝大多数人类遗传病的基因本质尚不清楚,无法用表型—蛋白质—基因的传统途径进行研究。在人类基因组计划的遗传作图和物理作图带动下,最初被称为"逆向遗传",90 年代初又改称为"定位克隆法"的全新思路出现了。应用细胞遗传学定位和家系连锁分析方法,首先将疾病基因定位于染色体的特定位置,然后通过进一步的遗传和物理作图,使相关区域压缩至 1Mb 之内,此时即可构建 YAC(酵母人工染色体)、BAC(细菌人工染色体)、PAC(P1 派生人工染色体)、HAEC(人源游离人工染色体)或黏粒(cosmid)等克隆重叠群,从中分离基因,并在正常人和患者的 DNA 中进行结构比较,最终克隆出疾病基因。

囊性纤维化、亨廷顿病(Huntington disease)、遗传性结直肠癌、乳腺癌等多种重要疾病的基因是通过"定位克隆"发现的。随着人类基因图的日臻完善,一旦某个疾病基因位点被定位,即可从局部的基因图中遴选出结构和功能相关的基因进行分析,这将大大提高疾病基因发现的效率。

2.遗传易感性疾病

人类基因组计划的重要内容包括致病基因的鉴定、克隆与分析。这不仅局限于孟德尔式的单基因遗传病,还包括人类肿瘤和众多常见复杂疾病等。人类疾病的基因组学研究,已深入多基因疾病的研究中,这是今后疾病基因组学研究的重点和难点。多基因疾病相关基因的研究不能用一般的家系遗传连锁分析的思路,需要在人群和遗传标记的选择、数学模型的建立和统计方法的改进等方面进行探索。研究的成果使人们不仅从分子水平阐明各种疾病发生的机制,同时还认识正常生物学结构和功能,其最终成果必将促进从整体到细胞水平全面深入发展为分子医学,并揭示人类自身的奥秘,用遗传学语言来阐明生命的本质和各种生命现象。

三、功能基因组学

人类基因组计划的实施和完成为人类解开"基因序列——生命天书之谜"提供了契机,它所带来的大量遗传信息对生物医学的研究方式和医疗模式正产生巨大的影响。目前研究重点逐渐从结构基因组学转移到功能基因组学,即进入了"后基因组时代"。

功能基因组学(functional genomics)是利用结构基因组学研究所得的各种信息在基

因组水平上研究编码序列及非编码序列生物学功能(包括基因的表达及其调控模式)的学科领域。

功能基因组学的研究成果将促进对于细胞的发育及其功能的理解,同时将了解不同生理和病理条件下的基因表达状态,从而深入认识这些基因在发育、分化、病理和疾病治疗过程中的功能变化,认识其表达调控方式和调控机制。

人类基因组大约只有1%是含有与蛋白质合成相关基因的外显子(exon),其余99%是具体功能尚待证实的内含子(intron)和重复序列(repetitive sequence)等。

功能基因组学的进展将为医学的发展提供更多的线索和机遇。从基因表达谱的变化和细胞内信号转导过程异常等角度认识疾病,将为疾病的诊断和治疗提供许多新的有价值的信息,会对人类健康的改善产生重大影响。

功能基因组学的主要任务不仅仅是解析基因的功能,更是要研究生物体生理功能相关遗传途径的调控和组织方式。功能基因组学的主要内容包括基因组的多样性、基因组的表达及其调控、模式生物基因组研究等。

(一)基因组多样性

人类是一个具有多样性的群体,不同民族、不同群体和不同个体在生物学性状以及在对疾病的易感性/抗性等方面的差别,反映了进化过程中基因组与内外环境相互作用的结果。各种常见多因素疾病(如:高血压、糖尿病和精神分裂症等)相关基因的研究将成为功能基因组学研究的重点。疾病相关基因的确立,除了利用遗传标记进行精细定位外,还要选取一定数量的受累和未受累个体,对所有疾病相关或候选基因的全序列(或其编码区)进行再测序。细胞不同以及处于不同发育阶段导致其蛋白质不同。也就是说,一个人的所有体细胞含有相同的基因组,但是每个细胞可根据环境表达出不同的蛋白质。例如:骨细胞产生骨发育有关的基因,肌肉细胞为肌肉生产蛋白质,等等。

(二)药物基因组学

基因组多样性也在一定程度上决定了人体对药物的反应,通过对影响药物代谢或效应通路有关基因的编码序列的再测序,可能提示个体对药物反应差异的遗传学基础,这就是"药物基因组学"(pharmacogenomics)的主要内容。如:不同个体服用同一种药物产生的效果不一样,是由于不同个体内药物代谢酶的活性有差异,而这种差异是由基因的不同所引起的。药物基因组学的研究发现SNP是产生这种差异现象的主要原因之一。

(三)蛋白质组学

蛋白质组学是要从整体上研究蛋白质及其修饰状态,说明在不同状态下的蛋白质组的差异。蛋白质组学研究通过大规模分析蛋白质表达谱以及蛋白质间的相互作用,揭示细胞内所有蛋白质的组成及其动态变化规律。蛋白质是生命活动的功能执行者,人类基因组中绝大部分基因及其功能有待于在蛋白质水平上揭示与阐述。

2001年,国际人类蛋白质组组织(Human Proteomics Organization,HUPO)成立,提出了"人类蛋白质组计划"(Human Proteomics Project,HPP)。蛋白质组研究已成为21世纪生命科学的焦点之一。蛋白质组学集生物技术、信息技术和材料技术等之精华,采用大规模、高通量和高速度的技术手段,通过研究全部基因所表达的所有蛋白质在不同时间与空间的表达谱和功能谱,全景式地揭示生命活动的本质,特别是人体健康与疾病的机制。

"人类蛋白质组计划"包括由美国牵头的"人类血浆蛋白质组计划"和由我国牵头的"人类肝脏蛋白质组计划"(Human Liver Proteomics Project,HLPP)等。"国际人类肝脏蛋白质组计划"是继人类基因组计划之后的最大规模的国际性科技工程。"中国人类肝脏蛋白质组计划"将促进我国进一步在以肝炎、肝癌为代表的重大肝病的控制、诊断、防治与新药研制领域取得进展与突破,并提升我国生物医药产业的原始创新能力与国际竞争力。总之,基因组学的现实意义和深远意义已得到公认,预期在不远的将来,人类基因组学将对人类的健康、计划生育和优生优育等产生重大影响。

第四节　生物信息学技术

一、生物信息学概述

生物信息学(bioinformatics)的萌芽可以追溯到 20 世纪 50 年代。1956 年首次"生物学中的信息理论研讨会"在美国田纳西州加特林堡(Gatlinburg)召开,在会上产生了生物信息学的概念。早期的计算机在生物学中的应用主要侧重于利用数学模型、统计方法和计算机处理宏观生物学数据。由于生命科学和生物技术发展迅猛,生物学及相关学科数据的积累日新月异;同时,随着计算机技术和水平的快速提高,计算机在生物学中的作用也越来越重要。1987 年,在美国工作的马来西亚华裔林华安(Hwa A. Lim)博士正式将这一领域定名为"生物信息学"。生物信息学这门结合生物学与计算机和信息科学的学科在生命科学领域中扮演着重要角色。

(一)生物信息学的诞生——世纪之交的新科学

20 世纪尤其是 20 世纪末期,一方面,生物科学技术的迅猛发展,无论从数量上还是质量上,都极大地丰富了生物科学的数据资源,而数据资源的急剧膨胀首先迫使我们不得不考虑寻求一种强有力的工具去组织它们,以利于对已知生物学知识的储存和进一步加工利用;另一方面,以数据处理分析为本质的计算机科学技术和网络技术同样获得了突飞猛进的进展,自然就成为生物科学家的必然选择。在此基础上,一门崭新的、具有巨大发展潜力的新学科——生物信息学——悄然兴起,并发展迅速!

随着快速序列测定、基因重组、基因芯片和多维磁共振等技术的应用,生物学实验数据呈指数级增长,尤其是 2003 年春,HGP 测序任务完成,成为生物学史上的里程碑。就人类基因组来说,得到序列仅仅是第一步,后一步的工作是后基因组时代(post-genome era)的任务,即收集、整理、检索和分析序列中表达的蛋白质结构与功能的信息,找出其规律。从各生物学科众多且分散的观测资料中,获得对生物学系统和生物学过程运作机制的理解,最终达到应用于实践的目的。

人类基因组计划的全部完成将包括遗传图谱、物理图谱、序列图谱和表达图谱这四大主要图谱的构建。因此,这些将成为完整地讲述人体构造和运转情况的指南,有了它,就有可能揭晓有关人体生长、发育、衰老、患病和死亡的秘密,进而危害人类健康的遗传病以及与遗传密切相关的癌症、心血管疾病、关节炎、糖尿病、高血压、阿尔茨海默氏病以及多发性硬化症和精神病等,就有可能得到诊断和治疗。生物信息学将在其中扮演至关重要的角色。

生物信息学是以信息科学的原理和方法对生物信息进行存储、检索和分析的跨学科领域。它在数学、计算机科学和生命科学的基础上形成,是生物科学与计算科学、物理学、化学和计算机网络技术等密切结合的交叉性学科,为理解各种数据的生物学意义,生物信息学运用数学、计算机与生物学手段进行生物信息的收集、加工、储存、传播、分析和解析等。生物信息学的实质就是利用计算机科学和网络技术来解决生物学问题。

具体而言,生物信息学是把基因组 DNA 序列信息分析作为源头,找到基因组序列中代表蛋白质和 RNA 基因的编码区;同时,阐明基因组中大量存在的非编码区的信息实质,破译隐藏在 DNA 序列中的遗传语言规律。在此基础上,归纳、整理与基因组遗传信息释放及其调控相关的转录谱和蛋白质谱的数据,从而认识生物代谢、发育、分化和进化的规律。

(二)生物信息学的主要内容

生物信息学是一门科学学科,更是一个重要的研究开发工具。

从科学的角度来讲,它是一门研究生物和生物相关系统中遗传信息组成和遗传信息流向的综合性系统科学,只有通过生物信息学的计算处理,人们才能从众多分散的生物学观测数据中获得对生命运行机制的详细而系统的理解。

从工具的角度来讲,只有基于生物信息学对大量已有数据资料的分析处理所提供的理论指导和分析,人们才能选择正确的生物(医药)研发方向;同样,只有选择正确的生物信息学分析方法和手段,人们才能正确处理和评价新的观测数据并得到准确的结论。

从日益增长的生物学数据和研究文献中,纵观当今生物信息学研究现状,可以发现大部分研究人员都把注意力集中在基因组、蛋白质组、蛋白质结构以及与此密切相关的药物设计上。

1. 基因组信息学的内容

基因组信息学是生物信息学的重要组成部分,其主要内容如下。

(1)获取人和各种生物的完整基因组。各种生物的遗传密码控制了所有生物性状的多样性,测序是揭开生命之谜的第一步,也是最重要的一步。

(2)新基因和新 SNP 的发现与鉴定。发现新基因是当前国际上基因组研究的热点,使用生物信息学的方法是发现新基因的重要手段。EST 序列携带完整基因的某些片段的信息,常常被用作发现新基因的出发序列,很多生物研究工作也是围绕 EST 的筛选、鉴定、定位展开的。数据库中 EST 的条数也与日俱增。生物有不同的性状,如同一种治疗疾病的药物对一些人非常有效,对另一些人则完全无效。这是为什么?答案是他们的基因组存在差异。这种差异往往表现为单个碱基上的变异,也就是 SNP。SNP 的研究在基因组测序计划的快速进展背景下,引起了研究者的关注。SNP 在基因组中分布相当广泛,在人类基因组中至少每 300 个碱基对就出现一次。大量存在的 SNP 位点,使人们有机会通过密集的 SNP 来定义常见的单体型,并将此与疾病相联系。

（3）遗传密码起源和生物进化的研究。《物种起源》的发表使人类对生物进化历史有了更加深入的理解,对系统进化树的构建起到了很好的推动作用。随着分子生物学研究手段的不断提高,进化论的研究进入了分子水平。依赖于核酸、蛋白质序列信息的序列相似性比较、序列同源性分析以及系统进化树的构建,已为分子进化研究提供了有力的研究平台,分子进化分析软件不断完善。

2. 蛋白质组信息学

蛋白质组信息学主要包括对不同时空条件下蛋白质组差异的研究。在发展基因芯片的同时,人们还发展了一套研究所有蛋白质产物表达情况的技术——蛋白质组研究技术。从技术上讲,蛋白质组研究技术主要包括二维凝胶电泳技术和质谱测序技术。通过二维凝胶电泳技术可以获得某一时间截面上蛋白质组的表达情况,而通过质谱测序技术则可以得到所有这些蛋白质的序列组成。然而,最重要的是如何运用生物信息学的方法去分析获得大量数据,从中还原出生命运转和调控的整体系统的分子机制。

3. 蛋白质结构预测及新药设计

这是生物信息学应用于生命科学研究的另一个重要方面。要了解蛋白质的功能,只有氨基酸序列是远远不够的,因为蛋白质是通过其三维结构来表现其功能的,并且在其功能发挥过程中,蛋白质立体结构会有所改变。除了通过诸如X线晶体结构分析、多维核磁共振波谱分析和电子显微镜二维晶体三维重构等物理方法获得蛋白质的三维结构之外,广泛使用的一种方法是通过计算机辅助预测。蛋白质的折叠类型与其氨基酸序列具有相关性,从蛋白质的氨基酸序列,通过计算机辅助方法可以预测出蛋白质的三维结构。随着结构生物学的发展,相当数量的蛋白质以及一些核酸、多糖的三维结构获得了精确的测定。生物信息学的研究不仅可以提供生物大分子空间结构的信息,还能提供电子结构的信息,如能级、表面电荷分布、分子轨道相互作用以及动力学行为等信息。根据生物大分子结构的知识,有针对性地设计药物成为研究热点。

二、数据库查询和数据库搜索

从数据库的角度来讲,早在20世纪60年代,美国生物医学研究会就建立了手工搜集数据的蛋白质数据库,即后来的"蛋白质信息资源"(protein information resource,PIR)。美国洛斯阿拉莫斯(Los Alamos)国家实验室(LANL)1979年就已经建立起GenBank数据库的原始系统。LANL从1982年至1992年收集GenBank数据,后由美国国家生物技术信息中心管理,网址为:http://www.ncbi.nlm.nih.gov。欧洲分子生物学实验室1980年就已经提供核酸序列数据库EMBL的服务,网址为:http://www.ebi.ac.uk。日本也于1984年着手建立国家级的核酸序列数据库DDBJ(DNA Data Bank of Japan),并于1987年开始提供服务,网址为:http://www.ddbj.nig.ac.jp。

从专业机构的角度来讲,1988年美国在国会的支持下成立了国家生物技术信息中心(National Center of Biotechnology Information,NCBI),其目的是进行计算分子生物学的基础研究,构建和散布分子生物学数据库;欧洲于1993年3月就着手建立欧洲生物信息学研究所(European Bioinformatics Institute,EBI),日本也于1995年4月组建了自己的信息生物学中心(Center for Information Biology,CIB)。目前,绝大部分的核酸和蛋白质数据库由美国、欧洲和日本的这三家数据库系统产生；他们共同组成了 DDBJ/EMBL/GenBank 国际核酸序列数据库合作体（网址：http://www.ncbi.nlm.nih.gov/collab；http://www.insdc.org/）。其他一些国家，如德国、法国、意大利、瑞士、澳大利亚、丹麦和以色列等，在分享网络共享资源的同时，也分别建有自己的生物信息学机构、二级或更高级的具有各自特色的专业数据库以及自己的分析技术，服务于本国生物（医学）研究和开发，有些服务也向全世界开放。

（一）基因组数据库

1. GenBank

GenBank 包含了已知的核酸序列和蛋白质序列，以及与它们相关的文献著作和生物学注释。它是由美国国立生物技术信息中心（NCBI）建立和维护的。它的数据直接源于测序工作者提交的序列；由测序中心提交的大量 EST 序列和其他测序数据；以及与其他数据机构协作交换数据而来。GenBank 的数据可以从 NCBI 的 FTP 服务器上下载。NCBI 开发了 ENTREZ（网址：http://www.ncbi.nlm.nih.gov/Entrez），为序列数据库提供易操作的界面和灵活的搜索，利用网页形式即可实现广泛的数据查询、序列相似性搜索以及其他分析服务，用户可以从 NCBI 的主页上找到这些服务。

（1）GenBank 数据组成。GenBank 数据库里的数据记录包含了对序列的简要描述、序列编号或索引号、序列名和别名、相关基因的名称、物种分类名称、参考文献、序列特征表，以及序列本身。序列特征表里包含对序列生物学特征注释，如：编码区、转录单元、重复区域、突变位点或修饰位点等。所有数据记录被划分在若干个文件里，如细菌类、病毒类、灵长类、啮齿类、EST 数据、基因组测序数据、大规模基因组序列数据等，其中 EST 数据等又被各自分成若干个文件。

（2）GenBank 数据检索。利用 Entrez 系统，用户不仅可以检索 GenBank 的核酸数据，还可以检索来自 GenBank 和其他数据库的蛋白质序列数据、基因组图谱数据、来自分子模型数据库（MMDB）的蛋白质三维结构数据、种群序列数据集，以及由 PubMed 获得 Medline 的文献数据。

（3）向 GenBank 提交序列数据。测序工作者可以把自己工作中获得的新序列提交给 NCBI，添加到 GenBank 数据库。这个任务可以由基于 Web 界面的 BankIt 或独立程序 Sequin 来完成。BankIt 是一系列表单，包括联络信息、发布要求、引用参考信息、序列来源信息，以及序列本身的信息等。用户提交序列后，会从电子邮件收到自动生成的数据条目、GenBank 的新序列编号，以及完成注释后的完整的数据记录。用户还可以在 BankIt 页面下修改已经发布序列的信息。BankIt 适合于独立测序工作者提交少量序列，而不适合大量序列的提交，也不适合提交很长的序列，EST 序列和 GSS 序列也不应用 BankIt 提交。BankIt 使用说明和对序列的要求可详见其主页面。

大量的序列提交可以由 Sequin 程序完成。Sequin 程序能编辑和处理复杂注释，并包含一系列内建的检查函数来提高序列的质量保证。它还被设计于提交来自系统进化、种群和突变研究的序列，可以加入比对的数据。Sequin 除了用于编辑和修改序列数据记录，还可以用于序列的分析，任何以 FASTA 或 ASN.1 格式序列为输入数据的序列分析程序都可以整合到 Sequin 程序下。

2. EMBL 核酸序列数据库

EMBL 核酸序列数据库由欧洲生物信息学研究所(EBI)维护的核酸序列数据构成，由于与 GenBank 和 DDBJ 的数据合作交换，它也是一个全面的核酸序列数据库。EMBL 序列条目标识由"ID"开始，而 GenBank 序列条目标识由"LOCUS"开始。由于历史原因，EMBL 和 GenBank 对其子库分类方法略有不同，使用时应该注意。这些数据库中描述每个条目的信息包括文献、有关序列功能的信息、mRNA 表达的组织和编码区的位置以及重要突变的位置，这些信息被组织成几个字段，每个字段在开始的位置有一个标识符。该数据库由 Oracal 数据库系统管理维护，查询检索可以通过因特网上的序列提取系统(SRS)服务完成。向 EMBL 核酸序列数据库提交序列可以通过基于 Web 的 WEBIN 工具，也可以用 Sequin 软件来完成。

3. DDBJ 数据库

日本 DNA 数据库(DDBJ)也是一个全面的核酸序列数据库，与 GenBank 和 EMBL 核酸库合作交换数据。可以使用其主页上提供的 SRS 工具进行数据检索和序列分析。可以用 Sequin 软件向该数据库提交序列。DDBJ 数据库的内容和格式与 GenBank 相似，此处不做详细介绍。

(二)常用蛋白质数据库

1. PIR 和 PSD

由于蛋白质序列测定技术先于 DNA 序列测定技术问世，蛋白质序列的搜索也早于 DNA 序列。蛋白质序列数据库的雏形是 20 世纪 60 年代中期到 80 年代初，美国国家生物医学研究基金会(National Biomedical Research Foundation，NBRF)将搜索到的蛋白质序列和结构信息以"蛋白质序列和结构地图集"的形式发表，主要用来研究蛋白质的进化关系。1988 年，PIR 国际蛋白质序列数据库(PSD)正式由美国的 NBRF、德国的慕尼黑蛋白质序列信息中心(The Munich Information Center for Protein Sequences，MIPS)和日本国际蛋白质序列数据库(Japan International Protein Information Database，JIPID)共同维护，成为国际上最大的公共蛋白质序列数据库。这是一个全面的、经过注释的、非冗余的蛋白质序列数据库。所有序列数据都经过整理，大多数序列按蛋白质家族分类，有不少还按蛋白质超家族进行了分类。PSD 的注释中还包括对序列、结构、基因组和文献数据库的交叉索引，以及数据库内部条目之间的索引，这些内部索引帮助用户在包括复合物、酶-底物相互作用、活化和调控级联和具有共同特征的条目之间方便的检索。

PSD 数据库有几个辅助数据库，如基于超家族的非冗余库等。PIR 提供三类序列搜索服务：基于文本的交互式检索；标准的序列相似性搜索(包括 BLAST、FASTA 等)；结合序列相似性、注释信息和蛋白质家族信息的高级搜索(包括按注释分类的相似性搜索、结构域搜索 GeneFIND 等)。

PIR 的网址是 http://proteininformationresource.org/。

2. SWISS-PROT

SWISS-PROT 数据库由瑞士日内瓦大学于 1986 年创建，目前由瑞士生物信息研究所(SIB)和欧洲生物信息学研究所(EBI)共同维护和管理，是经过注释的蛋白质序列数据库。数据库的每个条目都有详细的注释(包括蛋白质序列、引用文献信息、分类学信息、注释等),注释中包括蛋白质的功能位点、翻译后修饰、跨膜区域、二硫键位置、突变体、特殊位点和区域、序列残缺与疾病的关系等信息。SWISS-PROT 中尽可能减少了冗余序列,并与其它 30 多个数据建立了交叉引用,其中包括核酸序列库(如 Translate EMBL、GenPept)、蛋白质序列库和蛋白质结构库等。

利用序列提取系统(SRS)可以方便地检索 SWISS-PROT 和其他 EBI 的数据库。SWISS-PROT 的网址是:http://www.ebi.ac.uk/ uniprot/。

3. PROSITE

PROSITE 数据库是第一个蛋白质二次数据库,20 世纪 90 年代初期创建,现由瑞士生物信息研究所(SIB)维护。该数据库收集了生物学有显著意义的蛋白质位点和序列模式,并能根据这些位点和模式鉴别一个未知功能的蛋白质序列应该属于哪一个蛋白质家族。PROSITE 搜索还可以找到隐含与功能密切相关的模体(motif),是序列分析的有效工具。PROSITE 中涉及的序列模式包括酶的催化位点、配体结合位点、与金属离子结合的残基、二硫键的半胱氨酸、与小分子或其他蛋白质结合的区域等;除了序列模式之外,PROSITE 还包括由多序列比对构建的 profile,能发现序列与 profile 的相似性。

PROSITE 的网址是:http:// prosite.expasy.org。

4. PDB

蛋白质数据库(protein data bank,PDB)由美国 Brookhaven 国家实验室于 20 世纪 70 年代建立,主要成员为 Rutger 大学、圣迭戈超级计算中心(San Diego Supercomputer Center,SDSC)和国家标准化研究所。PDB 收集的数据源于 X 线晶体衍射和核磁共振(NMR)的数据,经过整理和确认后存档而成。PDB 数据库中每个分子各用一个独立的文件,文件中包括基本信息,如物种来源、化合物名称、结构递交者以及有关文献等,还包括与结构有关的数据,如分辨率、结构因子、温度系数、蛋白质主链数目、配体分子式、金属离子、二级结构信息、二硫键位置等。RCSB 的主服务器和世界各地的镜像服务器提供数据库的检索和下载服务,以及关于 PDB 数据文件格式和其他文档的说明。由于难免包括冗余数据或错误信息,PDBCheck 合作研究组会对 PDB 数据进行全面检验,并把结果存放在 PDBReport 数据中,用户在使用某一文件时可先查阅使用。Rasmol 等软件可以在计算机上按 PDB 文件显示生物大分子的三维结构。

RCSB 的 PDB 数据库网址是:http://www.rcsb.org/。

5. SCOP

蛋白质结构分类(structural classification of proteins,SCOP)数据库是由英国医学研究委员会分子生物学实验室和蛋白质工程中心开发的基于 Web 的蛋白质结构数据库分类、检索和分析系统;基于若干层次而分类:家族,描述相近的进化关系;超家族,描述远源的进化关系;折叠子(fold),描述空间几何结构的关系;折叠类,所有折叠子被归于全 α、全 β、α/β(α 螺旋和 β 折叠交替出现)、α+β(α 螺旋和 β 折叠连续出现)和多结构域等几个大类。SCOP 还提供一个非冗余的 ASTRAIL 序列库,这个库通常被用来评估各种序列比对算法。此外,SCOP 还提供一个 PDB-ISL 中介序列库,通过与这个库中序列的两两比对,可以找到与未知结构序列远缘的已知结构序列。

SCOP 的网址是:http:// www. ebi. ac. uk/pdbe/scop/。

6. COG

蛋白质直系同源簇(cluster of orthologous group,COG)数据库是把从基因组中得到的蛋白质按照系统发育方法分类的数据库,是从代表不同系统发育世代的完整基因组出发根据系统进化关系分类构建而成。COG 库对于预测单个蛋白质的功能和整个新基因组中蛋白质的功能都很有用。利用 COGNITOR 程序,可以把某个蛋白质与所有 COG 中的蛋白质进行比对,并把它归入适当的 COG 簇。COG 库提供了对 COG 分类数据的检索和查询,基于 Web 的 COGNITOR 服务,系统进化模式的查询服务等。

COG 库的网址是:http://www. ncbi. nlm. nih. gov/research/cog-project/。

三、序列的同源比较及分子系统学和分子进化分析

实验手段证实一个预测的新基因后,下一步要做的就是寻找这个基因的功能。多序列同源比较,或称为多序列对齐(multiple-sequence alignment),是将多个序列进行同源比较以发现其共同的结构特征的方法,被广泛用于寻找基因家族或蛋白质家族中的保守部分。生物信息学为基因的发现、基因组的演化和基因功能预测提供了一系列方法。

(一)序列比对的作用

1. 发现新基因

预测基因组序列中的基因区域,一般是通过预测 DNA 顺序中编码蛋白质的部分,即外显子部分来实现的。可读框(open reading frame,ORF)预测法是早期基因预测最常用的方法。由于 ORF 由一系列密码子组成,通过起始密码 ATG 到终止密码子的寻找,只要找出序列中最长的 ORF(>300 bp)就能预测出基因。基因区域的预测已从单纯外显子预测发展到整个基因结构的预测。这些预测综合各种外显子预测的算法和人们对基因结构信号(如:TATA box 和加尾信号)的认识,预测出可能的完整基因。

通过计算分析也可以从 EST 序列库中拼接出完整的新基因编码区,经过几十年的积累,已经形成许多计算分析方法,如:根据编码区具有的独特序列特征、根据编码区与非编码区在碱基组成上的差异、根据高维分布的统计方法、根据神经网络方法、根据分形方法和根据密码学方法等。

核苷酸语汇(nucleotide words),即数个连续核苷酸的排列,选用频率的统计差异也被用来区别编码区和非编码区。这种差异可能来自编码区和非编码区核苷酸选用的差异和周期特征的差异,其中一个显著的特征是 6 核苷酸的选用差异。在目前的各种预测程序中这是一种被广泛应用的方法。

近年来同源比较算法也被应用于预测可能的基因。同源性的检索的目的是判断新序列是否与已知基因具有整体上的相似性、寻找进化上相关的基因。

2. 非编码区分析

近年来完整基因组的研究表明,随着生物体功能的完善和复杂化,非编码区序列明显增加。编码序列称为外显子(exon),而非编码序列称为内含子(intron)。内含子在

mRNA 成熟过程中要被剪除掉,而几个外显子被拼接起来(见图 5-8)。由于内含子并不编码蛋白质,从演化观点来看,其中必然蕴含着重要的生物学功能。

图 5-8 内含子在 mRNA 的成熟过程中被去除

人类基因组非蛋白质编码区约占 95%。普遍的认识是,它们的生物学功能可能体现在对基因表达的时空调控上。非编码区数据庞大,序列类型复杂,因而可能具有多种信息功能,一般研究首先将完成同一功能的序列搜集在一起,即对非编码区序列进行分类,通常分为以下几类:内含子、重复序列短在置单元、长散在单元和假基因。除此之外顺式调控元件(如启动子、增强子等)也属于非编码序列。如能建立专门的非编码序列数据库,可能对了解非编码区的功能带来很大帮助。如果非编码区承载了基因表达调控信息,那么就有必要寻找新的编码方式,生物学家提出了寻找新的非三联体编码方式生物体中是否存在这种可遗传的非三联体的信息遗传方式还有待进一步研究。

3. 基因组演化与物种演化

尽管已经在分子演化方面取得了许多重要的成就,但仅仅依靠某些基因或者分子的演化现象,是不可能阐明物种整体演化的历史的。例如,智人与黑猩猩之间有 98%～99% 的结构基因和蛋白质是相同的,然而表型上却具有如此巨大的差异,这就不能不使我们联想到形形色色千差万别的建筑楼群,它们的外观如此不同,但基础的部件组成却是几乎一样的,差别就在于这些基础部件的组织方式不同,这暗示着是基因组整体组织方式而不仅仅是个别基因在研究物种演化历史中的重要作用。所以研究时可以不必考虑不同物种之间巨大的形态学差异,只要考虑序列间碱基或氨基酸残基差异的多少,就可大致了解这些序列间是否存在遗传进化关系及其紧密程度。由于基因组是物种所有遗传信息的储藏库,从根本上决定着物种个体的发育和生理,因此从基因组整体结构组织和整体功能调节网络方面,结合相应的生理表征现象,进行基因组整体的演化研究,将是揭示物种真实演化历史的最佳途径。

4. 基因功能预测

序列同源比较往往是得到新基因后预测其功能的第一步。通过同源比较来预测基因功能是基于这样一个假设:如果基因 A 与基因 B 有相当的同源性,那么基因 A 可能具有类似基因 B 的功能。利用同源比较算法,将待检测的新基因序列到 DNA 和蛋白质序列数据库中进行同源检索后,我们可以得到一系列与新基因同源性较高的基因或片段。这些基因和片段的功能信息就为进一步研究新基因的功能提供了具有相当参考价值的导向。

(二)多序列比对

前面介绍了如何从公用数据库获得与新序列相关的其他序列,有了这么多相关序列之后,当然最想看清楚的是它们之间究竟在哪些区域是可以比对在一起的。人们将所有相关序列部排列在一起,希望在同一列上的位点都是相关的。如果是蛋白质序列,那么更能从比对中发现保守区域,可以更好地推测未知蛋白质的功能。从一个家族中多个相关蛋白质的比对中,可以发现隐含其中的系统发育的关系,从而更好地理解蛋白质的进化。很多时候可以对未知蛋白质的结构进行预测,推测哪些区域构成了蛋白质的活性位点,哪些区域维持了蛋白质的空间构象。如果有与这些蛋白质的相关 DNA 序列,那就会为有关进化历程提供更多的信息。但一个前提是只有良好的序列比对结果,才能进行深入的进化分析。用于多序列比对的程序的开发是一个很活跃的领域,绝大多数方法都是基于渐进比对的概念。渐进比对的方法假设了参与比对的序列存在亲缘关系。当比对的序列大大超过两个时,计算量是惊人的,不同算法从不同方面寻求计算速度和获得最佳比对之间的平衡。不管使用什么方法,使用者必须根据对比对的 DNA 或蛋白质的了解,在计算机提供的序列排列的基础上做一些手工修改,以使相关位点确实排在同一列上。

多序列比对常用 CLUSTALW 算法,这是一个最广泛使用的多序列比对程序。CLUSTALW 程序基于渐进比对原理,对一系列输入序列进行两两比对,得到一个反映每对序列之间关系的距离矩阵。然后运用邻接法(neighbor joining)计算出一个系统发育辅助树,经过加权,辅助树证实极相近的序列,接着从极相近的序列开始双重比对,重新比对下一个加入的序列,依次循环,直到加入所有序列。在加入序列过程中,不可避免要引入空位(gap)以适应序列间的差异,过多的空位无疑将降低比对质量,因此程序使用空位罚分控制机制,避免引入过多的空位。

(三)序列同源比较的主要软件

1. FASTA

FASTA 是第一个被广泛应用的序列比对和搜索工具包,包含若干个独立的程序。FASTA 为了提供序列搜索的速度,会先建立序列片段的"字典",查询序列先会在字典里搜索可能的匹配序列,字典中的序列长度由 ktup 参数控制,缺省的 ktup＝2。FASTA 的结果报告中会给出每个搜索到的序列与查询序列的最佳比对结果,以及这个比对的统计学显著性评估 E 值。FASTA 工具包可以在提供下载服务的多个生物信息学站点上找到。

2. BLAST

BLAST 是现在应用最广泛的序列相似性搜索工具,相比 FASTA 有更多改进,速度更快,并建立在严格的统计学基础之上。NCBI 提供了基于 Web 的 BLAST 服务。BLAST 还可作为鉴别基因和遗传特点的手段。用户可以把序列填入网页上的表单里,选择相应的参数后提交到数据服务器上进行搜索。用户从电子邮件中获得序列搜索的结果。BLAST 包含 5 个程序和若干个相应的数据库,分别针对不同的查询序列(DNA 或蛋白质)和数据库类型的匹配来区分的(见表 5-3)。其中,翻译的核酸库指搜索比对时会把核酸数据按密码子所有可能的阅读框架转换成蛋白质序列。

表 5-3 BLAST 的程序和数据库

程序	数据库	查询	简述
blastp	蛋白质	蛋白质	可能找到具有远源进化关系的匹配序列
blastn	核酸	核苷酸	适合寻找分值较高的匹配,不适合远源关系
blastx	蛋白质	核酸(翻译)	适合新 DNA 序列和 EST 序列的分析
tblastn	核苷酸(翻译)	蛋白质	适合寻找数据库中尚未标注的编码区
tblastx	核酸(翻译)	核酸(翻译)	适合分析 EST 序列

FASTA、BLAST 等数据库搜索工具对分子生物学家来说是非常重要的,在世界各地的科学家们每天都要进行成千上万次的序列比对和数据库搜索。这些方法注定要不断发展,以适应不断增长的数据库。因此,生物学工作者不仅要熟练运用这些工具,而且要跟踪这些工具的发展,运用多种不同方法,以尽量完善地达到目标。

获得同源序列的其他方法有:ProfileScan。表头文件库有两个:第一个是 PROSITE,通过使用模体和序列模式将生物学意义重大的位点收集分类;第二个为 Pfam,收集蛋白质结构域家族。

3. BLOCKS

BLOCKS 数据库利用了模体的概念对蛋白质家族进行鉴定,组合了具有相似模体结构的蛋白质序列。当同一家族的模体比对不引入空位,这些序列集合也被称为块。BLOCKS 数据库本身来源于 PROSITE,对它的搜索可以通过 BLOCK 主页完成。如果搜索成功,将会找到比对得最好的条目,点击超链接进入此条目会发现里面详细的蛋白质家族信息。

(四)分子系统发育分析

在现代系统发育研究中,重点已经不再是生物的形态学特征或其他特征,而是生物大分子尤其是序列。具有天然数量特征的氨基酸序列和核苷酸序列提供了进化研究的新空间,对序列的系统发育分析又称为分子系统学或分子系统发育研究。许多实用的序列分析程序,使得每一个熟悉序列数据库和这些程序的生物学研究人员都可以进行分子进化分析。分子系统学与其他进化研究一样有其局限性,即系统发育的发生过程都是已经完成的历史,只能在拥有大量序列信息的基础上去推断过去曾经发生过什么。如何处理序列从中得到有用的信息、如何用计算的办法得到可信的系统树和如何从有限的数据得到进化模式成为这个领域的研究热点。

系统树的构建方法目前主要有 3 种:距离法、最简约法和最大似然法。距离法是一种纯数学算法,它将系统树的构建和最优系统树的确定合在一起,构建系统树的过程,也就是寻找最佳系统树的过程。此外,该方法首先需要将数据转变为距离数据。另外两种方法则是,首先确定一个标准,然后按这一标准去比较不同的系统树,最后选择最优的树,结果符合标准的最优树可能是一个,也可能是多个。

常用的系统树构建程序如下:①PHYLIP,这是目前使用较为广泛的系统发育程序,基本上囊括了系统发育分析的所有方面,可以在很多操作平台上运行;②PAUP,这是最著名的系统发育分析商业软件,具有简单的、带有菜单的界面。③PAML,除了能够进行系统树的构建和评估外,很重要的前沿功能是可以估计每个密码子位点可能受到的选择压。

从各种基因结构与成分的进化、密码子使用的进化,到进化树的构建,各种理论上和实验上的课题都等待生物信息学家的研究。

四、生物大分子空间结构模拟和药物设计

(一)蛋白质结构的预测

结构基因组和蛋白质组研究迅猛发展,使得许多新蛋白质序列涌现出来,然而要想了解它们的功能,只有氨基酸序列是远远不够的。因为蛋白质的生物学功能在很大限度上依赖于其空间结构,而且蛋白质三维结构在行使功能的过程中其结构也会相应的有所改变,除此之外蛋白质三维结构的信息对于蛋白质结构与功能的研究、蛋白质工程改造或者进行药物设计都是必需的。因此,得到新蛋白质的完整、精确和动态的三维结构不仅是研究蛋白质结构与功能的出发点,而且是生物信息学的主要目的之一。

蛋白质分子模拟技术是利用计算机建立原子水平的分子模型来模拟分子的结构与行为,进而模拟分子体系的各种物理与化学性质。利用分子模拟技术结合计算机图形技术可以更形象、更直观地研究蛋白质等生物大分子的结构。蛋白质的空间结构的更清晰的表述和研究对揭示蛋白质的结构和功能的关系、总结蛋白质结构的规律、预测蛋白质肽链折叠和蛋白质结构等,都是有力的帮助和促进。

蛋白质结构预测是指从蛋白质的氨基酸序列预测出其三维空间结构。对蛋白质进行结构预测需要具体问题具体分析,在不同的已知条件下对于不同的蛋白质采取不同的策略。

1. 蛋白质结构预测的一般流程

蛋白质结构预测包括如下 3 个步骤。

(1)序列比对。这往往是未知蛋白质或新蛋白质分析的第一步,在数据库中搜索同源蛋白质序列,如果可以找到,则建立多重序列比对关系;或寻找已知的功能模体。

(2)二级结构预测。利用各种现有的方法结合多重序列比对信息进行预测;或确认是否为跨膜结构。

(3)三级结构预测。主要有根据蛋白质一级序列的相似性预测蛋白质三维结构的同源建模法;根据蛋白质与某已知结构的相容性,预测蛋白质三维结构的折叠模式识别方法(或称为折叠子识别法);从氨基酸序列以及氨基酸在水溶液中的物理化学性质来推测蛋白质结构的从头预测法;如果是跨膜片段,确定片段间的拓扑结构。

蛋白质结构预测的检验:先将预测结构与实验结构其他实验数据相对照,再对预测的各个环节根据研究者的经验进行人工参与。

2. 蛋白质二级结构预测

蛋白质二级结构是指蛋白质分子中某段肽链的局部空间结构,是氨基酸序列和三维构象之间的桥梁。蛋白质二级结构主要有:α 螺旋、β 折叠和 β 转角等。对二级结构的预

测有时能得到许多结构信息,对蛋白质空间结构的确定和设计合理的生物化学实验等有重要意义。二级结构预测的方法多使用多序列比对的信息,或多个方法的结合。通常许多程序可以在 Web 上使用,它们通常以一个序列作为输入,对它们执行一些操作过程后,通常通过邮件收到一个返回的预测。进行二级结构进行预测主要通过国际互联网上的蛋白质数据库 nnPredict、PredictProtein 中的 PHD predictions 等进行预测。

nnPredict 算法使用了一个双层、前馈神经网络,给每个氨基酸分配预测的类型。在预测时,服务器使用 FASTA 格式文件。蛋白质结构类型分为全 α 蛋白,全 β 蛋白和 α/β 蛋白,此服务器输出结果中包括"H"(螺旋)、"E"(折叠)、"一"(转角)和"?"(给定残基未给出预测)。此方法对较好的蛋白质预测的准确率可达到 65% 以上,对全 α 蛋白的预测能达到 79% 的准确率。

PrdictProtein 提供了序列搜索和结构预测服务。它返回的结果包括大量的预测过程中产生的信息,还包括每个残基位点的预测可信度。此方法的平均预测准确率可超过 72%,最佳残基预测可达到 90% 以上。PredictProtein 方法返回多种方法预测得到的结果。其中 PHD 法预测也包括在 PredictProtein 的预测服务器中,其结果通常以 E-mail 返回值表示。但在 SOPMA 网站中的 PHD 则是以实时返回方式来提供预测结果的。而 PHD 法预测通常被认为是二级结构预测的标准,这主要是因为 PHD 法结合了多种神经网络的结果,而 PHD 的最终结果则是这些神经网络每一个输出的算术平均值。

二级结构预测是解决从蛋白质的一级结构预测其空间结构这一问题的关键步骤。现有的预测方法都假定蛋白质的二级结构主要由邻近残基的短程相互作用所决定的,然后通过对一些已知空间结构的蛋白质分子进行分析、归纳,制定出一套预测规则并根据这些规则对其他已知或未知结构的蛋白质分子的二级结构进行预测。目前常用的方法有:①统计/经验算法,其中最为著名的有基于单残基统计的 Chou-Fasman 方法、基于信息论和统计的 Garnier 方法;②基于蛋白质物理及化学原理的预测法,如 Lim 方法;③机器学习方法;④人工神经网络方法。据一些检验结果,单序列的预测准确度在 60% 左右,应用多重序列比对信息的二级结构预测准确度为 65%~85%。而目前认为二级结构的预测准确率如果达到 80% 的话,就可以基本准确地预测一个蛋白质分子的三维空间结构。因此,进一步提高蛋白质二级结构预测的精度是当务之急。

蛋白质二级结构的预测不仅可以给出二级结构信息,在实际工作中有广泛的用途。如:由蛋白质二级结构得到全新蛋白质设计或蛋白质突变体的设计,研究蛋白质空间结构与功能的构效关系,有助于蛋白质晶体结构的解析。

3. 蛋白质三级结构的预测

蛋白质三级结构预测是最复杂和最困难的。研究发现,序列差异较大的蛋白质序列也有可能有相似的三维构象,即结构比序列更加保守,蛋白质折叠模式的种类数目要远少于蛋白质序列的数目。现有一些有效的三级结构预测方法,其中基于知识的蛋白质三级结构的预测可以分为两类:比较建模(comparative modeling)和折叠子识别(fold recognition),或称"穿线法(threading)"。

(1)比较建模。比较建模,也称同源模建(homologous modeling),是目前应用最成功及最实用的蛋白质结构预测方法。该方法先在蛋白质结构数据库中寻找与待测蛋白质同源的由实验测定的蛋白质结构,然后进行结构叠合,再利用能量计算的方法进行结构优化,构建出预测的结果。得到的模型结构通过与参考结构相比较而建立,氨基酸序列的差异以最小化构象能来调整。

(2)折叠子识别。折叠子识别的基本原理是将未知的氨基酸序列和各种已存在的三级结构相匹配,并评估序列折叠成这种结构的适合度,然后完成模型的建立。折叠子识别则是一种在已知的折叠子中预测最兼容的三维折叠,甚至有时并不存在显著的序列相似性。折叠子识别需要结合所有可得的蛋白质结构的知识并作分析。因此,相对比较建模法而言,折叠子识别法具有一定的难度。大多数折叠子识别被认为是试验性的,对于使用其服务器建立的结构模型都可能出现较多的错误,因为折叠子识别的设计目的是假设序列作为可能的候选者去匹配特殊的折叠,而不是建立有用的模型。折叠子识别是蛋白质结构分析方面最活跃的研究方法之一,其精华在于提供了一个全新的基于序列的预测方法,而无须考虑和已知结构蛋白质的同源性问题。

相比之下,比较建模方法就相对成熟和准确。但是比较建模对蛋白质序列有一定的要求。在找不到同源蛋白质结构作为模板的情况下,折叠子识别方法显示出了它独特的优势。序列结构自动化比较程序 SWISS-MODEL,是 ExPASY 上 Proteomics Tools 提供的一个三级结构预测服务器,是自动蛋白质同源模建服务器。同时,Proteomics Tools 上还提供了 Swiss-Pdb-Viewer 与其配合使用。SWISS-MODEL 分为两个工作模式:第一步模式(first approach mode)和优化模式(optimise mode)。在第一步模式中,程序先把提交的序列在 ExPdb 晶体图像数据库中搜索,用相似性足够高的同源序列建立最初的原子模型。优化模式对建立的模型进行优化产生预测的结构模型。

Loopp 服务器是一个运用折叠子识别法预测蛋白质三级结构的服务器。Loopp 服务器是一个尽可能优化和比较的程序,它先将序列和序列进行比较,然后将序列与结构比较,最后再将结构和结构进行比较,从而得到最终的结构。使用 Loopp 服务器时用户可以自己设定所需要的精确值,如最小相似度和最大相似度以及需要输出的序列数等,其返回的结果同 UCLA-DOE Fold Server 返回的结果相似,都是按相似程度从高到低排列。

4. 蛋白质分子模拟软件

随着分子模拟技术的飞速发展,逐步形成了一些商品化的软件。应用于生物大分子领域的商品化分子模拟软件的公司主要有美国微星科技股份有限公司(MSI)的 InsightⅡ软件和 Quanta 软件,以及 Tripos 公司的 Sybyl 软件;在国内,北京大学物理化学研究所也开发了一套"北京大学蛋白质分子设计系统"。这些商品化软件在不断地变化和发展中,有些软件模块,每年都更新版本,不断完善这些软件的功能。

除了以上的预测方法外,近年来,国际上一些研究组还发展了一些从蛋白质的一级结构直接预测蛋白质空间结构的新方法,如从头预测法。这些方法的基本思想是将基于知识的方法与计算化学以及统计物理学的方法相结合,采用简化的蛋白质模型和根据已知结构的蛋白质所导出的平均势场,从理论上计算蛋白质的空间结构。这些方法不仅可以从蛋白质的一级结构直接预测蛋白质的三维结构,而且可以在计算机上模拟蛋白质分子折叠的全过程。目前,还有一些新方法如遗传算法、模拟退火和模糊集合论方法等在蛋白质结构预测中的应用也正在研究中。通过对一些简单蛋白质分子的模拟研究,这些新方法已经显示出强有力的生命力。

5.人工智能预测蛋白质结构

近年来,人工智能(artificial intelligence,AI)在蛋白质结构预测中发展非常迅速。其中英国 DeepMind 公司开发的 AlphaFold 是其中的典型代表。AlphaFold 的核心工具是深度学习。深度学习(deep learning)是一种研究信息的最佳表示及其获取方法的技术,在神经网络或信念网络的情况下是对基于深层结构或网络表示的输入输出间映射进行机器学习的过程。深度学习通过建立多层的神经网络来模拟人脑的学习方式,能够自动地从过往数据中学习复杂的模式与特征,以此对于新输入进行精准预测。

AlphaFold2 自 2020 年发布以来,科学家们已经广泛使用这一工具预测蛋白质结构、发现药物以及绘制已知蛋白质;而 AlphaFold3 不仅能够预测蛋白质的三维结构,还能预测更广泛的生物分子(包括蛋白质、核酸、配体等)的结构,以及生物分子之间的相互作用。AlphaFold 系列通过精准预测出最终的蛋白质结构,成为科研工作者进行实验验证的有力帮手。

2024 年诺贝尔化学奖授予大卫·贝克(David Baker)、戴米斯·哈萨比斯(Demis Hassabis)和约翰·江珀(John M.Jumper),以表彰他们在蛋白质设计和蛋白质结构预测领域做出的贡献。来自美国华盛顿大学的 Baker 成功构建了全新蛋白质;而来自谷歌的英国科学家 Hassabis 和 Jumper 则开发了 AlphaFold2,能够预测大约两亿种已知蛋白质的复杂结构,并且已被广泛使用。

总之,尽管人类对于蛋白质折叠完整的动态过程和机理仍然需要更多的理解,但 AI 在蛋白质结构预测中将进一步发挥重要作用。

(二)药物设计

人类基因组计划的目的之一也在于阐明人类蛋白质的结构、功能、相互作用以及与人类疾病之间的关系,寻求有效治疗和预防方法,包括药物治疗。在 HGP 的推动下,基于生物大分子结构的药物设计是生物信息学中极为重要的研究领域。为了抑制某些酶或蛋白质的活性,在已知其三级结构的基础上,可以利用分子对接算法,在计算机上设计抑制剂分子,作为候选药物。这种发现新药物的方法有强大的生命力,也有着巨大的经济效益。

传统的药物研制主要是从大量的天然产物(如动物、植物、微生物)和合成有机、无机化合物以及矿物中进行筛选。得到一个可供临床使用的药物要耗费大量的时间与金钱。近年来,随着结构生物学的发展,相当数量的蛋白质以及一些核酸、多糖的三维结构获得精确测定,使得基于生物大分子结构知识的药物设计成为当前的热点。蛋白质空间结构的精确模拟、生物大分子的电子结构计算和分子设计的成功进行,使基于生物大分子结构的药物设计成为生物信息学中极为重要的研究领域。这种设计途经与蛋白质工程有着深刻和广泛的联系。

药物设计的过程是将基因组 DNA 序列信息分析作为源头,在获得蛋白质编码区的信息之后进行蛋白质空间结构模拟和预测,然后依据特定蛋白质的功能进行药物设计。因此,在基因组研究时代,基因组信息学、蛋白质的结构模拟以及药物设计必将有机的结合在一起,它们是生物信息学的 3 个重要组成部分。

1.基于生物大分子空间结构的药物设计

要了解蛋白质的功能，找到其致病的分子基础，只有氨基酸顺序是不够的，必须知道它们的三维结构。设计治疗这些疾病的药物也需要了解蛋白质的三维结构。目前的 X 线晶体学技术、核磁共振波谱学技术等测定蛋白质空间结构的方法还不能很好地满足研究的需要。因此，生物信息学中的理论模拟与结构预测就显示了其重要性。模拟的结果对于在分子、亚分子和电子结构层次上了解生命现象的基本过程具有重要意义，为天然生物大分子的改性和基于受体结构的药物分子了设计提供的依据。

2.基于受体结构的药物筛选

药物的治疗作用主要通过药物与受体的相互作用发挥。在生物体中，受体多半是生物大分子，像蛋白质和核酸，而以蛋白质居多。随着细胞生物学、分子生物学和结构生物学的发展，越来越多的药物作用靶标分子（蛋白质、核酸、酶和离子通道）被分离、鉴定，其三维结构被阐明，为直接药物设计方法的应用提供有利的条件。药物设计时以靶标生物大分子的三维结构为基础，研究药物是怎样改变它的构象进而产生治疗作用的，设计出从空间形状和化学性质两方面都能很好地与靶标分子"结合口袋"相匹配的药物分子，这是当前药物筛选中的一个合理的和有效的途径。目前已有很多生物大分子作为药物设计的靶标，例如，基于癌基因、抑癌基因表达产物的药物设计，基于细胞表面受体结构的药物设计和基于转录因子结构的药物设计等。这些方法仅考虑了化合物与靶标生物大分子之间的相互结合，除此之外，药物还应该具有良好的体内运输和分布性质以及良好的代谢性质。近年来随着人类基因组计划的实施、化合物合成技术的进步和一些先进技术的使用已使受体药物筛选发展成为高通量筛选。利用生物信息学技术所建立的化合物库是筛选化合物的重要来源。

3.药物设计与分子模拟

近年来，分子图形学在药物研究的广泛应用，使得以结构为基础的药物设计与计算机分子模拟密不可分。分子模拟可被应用于药物开发的众多环节中，它除了可用于确定生物大分子的三维结构外，在寻找先导化合物，优化先导化合物方面更能发挥大用。例如，从三维结构数据库中搜索能嵌合到靶点的分子的方法已经用于先导化合物的发现；以结构为基础的计算机全新药物设计已经用于设计先导化合物。随着新世纪生命科学、计算机学科的发展，考虑药物作用不同机制和全部过程的药物设计方法——基于作用机制的药物设计方法（mechanism-based drug design）将逐步建立和完善。

生物信息学最重要的任务是如何运用数理理论成果对生物体进行完整系统地数理模型描述，使得人类能够从一个更加明确的角度和一个更加易于操作的途径来认识和控制自身以及所有其他的生命体。作为计算机科学和数学应用于分子生物学而形成的交叉学科，生物信息学已经成为基因组研究中强有力的必不可少的研究手段。生物信息学是多学科的交叉产物，涉及生物学、数学、物理学、化学、计算机科学和信息科学等传统领域。生物信息学的发展将会促发生命科学产生革命性的变革，它的成果不仅对相关基础学科起巨大的推动作用，而且还将对医药、卫生、食品和农业等产业产生巨大的影响。

多选题

1. 重组 DNA 技术中的工具酶包括以下哪种酶？（　　）。

A. 限制性核酸内切酶　　　B. DNA 聚合酶　　　　　C. DNA 连接酶

D. 逆转录酶　　　　　　　E. 碱性磷酸酶

2. 有关质粒特点的描述，不正确的是（　　）。

A. 能自主复制　　　　　　B. 对宿主生存并不必需　　C. 分子量小，便于操作

D. 具有选择性标记　　　　E. 具有线性双链 DNA 双螺旋结构

3. 以核酸杂交为基础的基因技术包括以下哪种？（　　）。

A. 限制性片段长度多态性分析法　　　B. 限制性核酸内切酶谱分析法

C. 等位基因特异寡核苷酸探针杂交　　　D. 荧光原位杂交

E. 比较基因组杂交

4. PCR 技术的特点有（　　）。

A. 敏感性高　　B. 特异性高　　C. 扩增效率高　　D. 重复性好　　E. 操作简单

5. 关于基因芯片技术的基本要点，不包括（　　）。

A. DNA 方阵的构建　　　B. cDNA 文库的构建　　　C. 基因芯片样品的制备

D. 杂交　　　　　　　　E. 杂交图谱的检测和分析

6. 目前基因治疗最常用的载体是（　　）。

A. 细菌　　　　B. 质粒　　　　C. 病毒　　　　D. 噬菌体　　　E. 脂质体

7. 以下哪些方法可用于基因诊断？（　　）。

A. PCR　　　　　　　　　B. 核酸杂交　　　　　　　C. 基因芯片

D. CRISPAR-Cas9 技术　　E. 核酸测序分析

8. 以下哪个是常用的生物信息学数据库？（　　）。

A. GenBank　　B. GEPIA　　C. DDBJ　　D. SWISS-PORT　E. TCGA

参考答案

（习　阳）

第六章 基因与医学人文

随着基因技术日新月异、突飞猛进，基因技术对社会各方面产生的影响越来越大。

基因诊断与基因治疗技术解决了医学的许多难题，然而由此引发的许多伦理学问题，也值得我们去思考。转基因食品渐渐改变了人们的饮食结构，甚至改变了人们的一些饮食观念。社会上"基因热"与"基因盲"并存。人类基因组学蕴涵着无比巨大的产业化潜能和商业利益。基于基因组研究成果研发的基因工程药物、基因芯片技术等有着极其广阔的应用前景。因此，基因及其相关技术对社会的影响是难以估量的。

第一节 基因技术与医学

随着现代分子生物学研究的不断深入，人们认识到人类绝大多数疾病都与基因密切相关，因而用于对疾病进行诊断和治疗的技术也进入了分子水平，并由此而产生了一门新的医学分支学科——分子医学(molecular medicine)。分子医学是现代生物化学与分子生物学理论和技术在医学中的应用和推广的结果，是医学进入新时代的重要标志。基因诊断和基因治疗是分子医学的主要内容。

一、基因诊断

(一)基因诊断的基本概念

基因诊断(gene diagnosis)是指通过对基因或基因组进行直接分析而诊断疾病的方法。基因诊断是在基因水平上对疾病做出病因的诊断，而基因是贮存于生物细胞内的一些 DNA 或 RNA。要进行基因诊断首先必须分离到核酸(DNA 或 RNA)，然后对其进行检测。基因诊断技术是随着分子生物学的发展而发展的，主要有基于核酸杂交和 PCR 基础上的各种方法以及核酸测序技术。

(二)基因诊断的常用方法

基因诊断相关技术的发展使得针对一个细胞或一个 DNA 分子均能做出诊断。用于基因诊断的材料也很广泛，可以是被检查者的组织、细胞、毛发、血液或干血迹、分泌物、尿液、大便、唾液、胸腔积液、腹水、脑积液等，甚至福尔马林固定、石蜡包埋的组织等。通过基因诊断有可能对疾病做出四级预测(病因预测、超前期预测、症状前预测和临床预测)。

常用的基因诊断方法有：

(1)液相杂交和固相点杂交；

(2)限制性内切酶酶谱分析；

(3)限制性片段长度多态性(restriction fragment length polymorphism，RFLP)分析；

（4）寡核苷酸探针杂交；

（5）聚合酶链反应（PCR）和逆转录 PCR（reverse transcription-PCR，RT-PCR）；

（6）荧光原位杂交（fluorescence in situ hybridization，FISH）；

（7）基因芯片（gene chip）；

（8）核酸序列分析。

随着人类基因组计划的实施，发现了一些新的基因标志，其中单核苷酸多态性是比较有实用价值的基因标志之一。单核苷酸多态性（single nucleotide polymorphism，SNP）是指个体间基因组 DNA 同一位置的单个核苷酸变异所形成的多样性。这些单个核苷酸的变异可以是转换、颠换、插入、缺失等变异。分析 SNP 在揭示生命本质方面有重要意义，它既有利于基因组测序，又有利于疾病相关基因的发现。

SNP 的检测最初以应用凝胶电泳方法为基础的 DNA 测序，随后半自动或全自动识别和检测大量 SNP 的方法已发展起来。主要的实验方法有基于凝胶电泳的限制性片段长度多态性（RFLP 分析）、等位基因特异的寡核苷酸（allele-specific oligonucleotide，ASO）杂交、单链构象多态性（single-stranded conformation polymorphism，SSCP）分析、以荧光共振能量传递为基础的 TaqMan 法、DNA 芯片、质谱法和测序法等。

在医学领域中，SNP 已用于阐明疾病发生的分子遗传机制、疾病的基因定位或易感基因的检出。在药学领域中，SNP 已应用于药物遗传学、药物基因组学以及指导用药和药物设计等。此外，SNP 还用于法庭科学、个体识别、亲权鉴定、人类进化、种族起源和生物进化等方面。

（三）基因诊断在医学中的应用

基因诊断已在医学中得到广泛的应用，主要应用于感染性疾病和寄生虫病、遗传病、遗传易感性疾病、肿瘤、法医鉴定和组织配型、个体化用药的基因诊断等方面。

1.感染性疾病和寄生虫病

历史上感染性疾病和寄生虫病曾经是危害人类健康和生命的主要疾病。近年来，尽管这两大类疾病的发病率有所下降，但有些少见的疾病又有上升的势头，同时也出现了一些新发传染病，如严重急性呼吸综合征（severe acute respiratory syndrome，SARS）和新型冠状病毒肺炎（corona virus disease 2019，COVID-19）等就是新出现的由病毒引起的传染性较强的感染性疾病。人员流动和国际交往的增多，给这些疾病的预防、诊断和治疗提出了新的要求。

感染性疾病和寄生虫病诊断的经典方法是显微镜检查、病原体培养和免疫学检测等，但是这些方法均有一定的局限性，在敏感性和准确性方面有时无法满足临床的需求。因导致这两类疾病发生的病原体（病毒、细菌、衣原体、支原体或寄生虫等）均有其各自特异的基因组，这为基因诊断奠定了物质基础。

基因诊断技术直接检测病原体的遗传物质（DNA 或 RNA），不仅可以大大提高诊断的敏感性和特异性，而且对于变异株（其遗传物质也改变）也可做出诊断。由于基因诊断的敏感性高，所以对于潜伏期感染和带菌者也能做出诊断。混合感染的基因诊断（见图6-1）为相关疾病的治疗提供了客观依据。基因诊断已在病毒性肝炎、结核病、淋病、尿道炎、艾滋病等感染性疾病和疟疾、阿米巴病等寄生虫病的诊断中发挥了很大的作用。

2. 遗传病

遗传病(genetic disease)是指遗传物质改变(基因突变或染色体变异)所引起的疾病。这类疾病的诊断除了仔细分析临床症状、家系分析及生化检查结果外,从病因角度做出诊断则需要用基因诊断技术分析其遗传物质的变化,检测特定基因是否存在或是否存在基因突变。对于单基因病,诊断越早、治疗越早,则预后越好。

以羊水、脐带血或孕妇外周血作材料,进行遗传病的产前基因诊断,对于遗传病的防治和优生、优育均具有重要意义。

3. 遗传易感性疾病

人类有一大类疾病(家族性高脂血症、糖尿病、高血压、自身免疫性疾病和神经精神性疾病等)属于遗传易感性疾病,这类疾病是由遗传因素和环境因素共同作用的结果。它们的发病具有明显家族倾向,与某种"遗传标记"具有明显相关性。

基因的突变是这类疾病发生、发展和预后的基础。用基因诊断的方法检测这类疾病的"遗传标记",不仅可以辅助临床诊断,而且对疾病的病因和发病机制的研究都具有重要的意义。如,应用PCR-SSCP方法对胰岛素基因进行分析发现有三种常见点突变(Arg65 → His,Arg65 → Leu 和 His100 → Asp),这些点突变可导致血中胰岛素原不能转换成为胰岛素,因而引起糖尿病。

图 6-1　用 PCR 技术诊断泌尿道的混合感染

注:1~4 分别为淋病奈瑟球菌、脲解支原体、人型支原体和沙眼衣原体,5 为阴性对照,M 为 DNA 相对分子质量标准。

4. 肿瘤

肿瘤是由多基因参与,通过遗传因素和环境因素的多步骤相互作用,最后导致细胞癌变而引发。

就遗传因素而言,癌基因和抑癌基因这两类基因与肿瘤的发生有关。针对癌基因激活和抑癌基因失活的机制,在 DNA 水平上就可对肿瘤做出基因诊断。癌基因激活的形式是多种多样的,有点突变、插入突变、缺失突变、基因重排和基因扩增等。抑癌基因的失活大多为突变、缺失、甲基化、显性负作用和单倍体不足等。这些变异均可采用相应的基因诊断技术对其进行诊断和分型。如:用核酸序列分析方法测出肺癌患者的 *K-ras* 癌基因点突变对于肺癌的早期诊断具有很大的意义(见图 6-2)。

图 6-2　肺癌组织 *K-ras* 癌基因的点突变检测

经测序发现肺癌组织 *K-ras* 有一碱基由 T 突变为 C。

5.法医鉴定和组织配型

由于 DNA 多态性的普遍存在，造成个体间 DNA 的差异很大。因此，每个个体均有其特征性的"DNA 指纹"（DNA fingerprint），不同群体的 DNA 多态性的分布规律也不同。

DNA 多态性有长度多态性和序列多态性两种形式，而且它们均符合孟德尔遗传规律。因此，可以把 DNA 多态性的检测应用于法医鉴定和器官移植的组织配型。目前可用于法医鉴定的 DNA 多态性位点有很多，如：用 PCR 方法扩增载脂蛋白 B 基因 3′端的数目可变串联重复序列（variable number of tandem repeat，VNTR）可用于亲子鉴定（见图 6-3）。用基因诊断技术分析 DNA 多态性是目前亲子鉴定、个体识别、性别鉴定和种属鉴定最有力的工具。不少国家已建立了"DNA 指纹"数据库，应用于司法等领域。

父　　　子　　　母

——　　 ——　　 ——

——

图 6-3　DNA 多态性在法医鉴定中的应用

人类白细胞抗原（human leukocyte antigen，HLA）是集中在人类白细胞膜上的主要组织相容性抗原，是目前所知人体最复杂的遗传多态系统。对 HLA 作基因分型，可为器官移植的组织配型提供科学依据。经典的组织配型是抗原分型，由于抗原是基因表达的产物，而基因表达是个复杂且易受许多因素影响的过程，因此，抗原分型具有一定的局限性。基因分型直接检测遗传物质，其准确性明显高于抗原分型（蛋白质水平分型），因而，基因诊断技术用于器官移植的组织配型可降低排斥反应，提高器官移植的成功率。

6.个体化用药

不同个体对同一种药物的疗效和毒副作用可能不同，这是由遗传学因素对人体药物反应能力的个体差异引起的。从基因角度来说，这是药物代谢酶基因的多态性所致。

日常生活中一个明显的例子就是不同人和不同民族的饮酒量呈现差异。实际上这种差异是由乙醇脱氢酶基因和乙醛脱氢酶基因在不同个体和不同民族中的差异造成的。

临床上，在用药之前用基因诊断方法分析有关药物代谢酶基因的不同，先区分患者是"快代谢者"还是"慢代谢者"，对于合理用药，提高药物疗效、减少不良反应，达到有效的治疗效果起着十分重要的作用。

随着人类基因组学发展而兴起的药物基因组学（pharmacogenomics），是指综合药理学和基因组学的原理和方法，研究个体基因遗传因素影响机体对药物反应的学科领域。药物基因组学在基因组水平研究不同个体对药物反应的差异，解释由于个体之间差异所表现出药物的不同治疗效果，探讨新的用药方法和开发新的药物。药物基因组学的发展对于实现个体化用药起着非常重要的作用。在未来的某一天，人们在用药之前要先检测一下自己的基因将可能成为常态。

二、基因治疗

（一）基因治疗的基本概念

基因治疗（gene therapy）是指通过基因置换、基因修正、基因修饰、基因失活、引入新基因等手段,对基因缺陷进行纠正或补偿,以治疗疾病的方法。

1987年,美国科学家首次将正常人β-珠蛋白基因导入到严重β-地中海贫血患者的骨髓细胞中但未曾获得成功。1990年9月,美国国立卫生研究院(National Institutes of Health,NIH)批准了首例基因治疗的临床试验,标志着人类医学史上的一次革命。

美国学者百斯(Blease)、库尔弗(Culver)和安德森(Anderson)(被尊称为"基因治疗之父")用经处理的腺病毒为载体,将正常腺苷脱氨酶(adenosine deaminase,ADA)基因导入一位患遗传性 ADA 缺乏症的女孩患儿的白细胞中,结果在患者体内表达了正常的ADA。由此可见,导入正常基因可以纠正遗传病患者的基因缺陷。

随着分子生物学技术的发展,基因治疗的对象不再局限于遗传病,而被扩展到肿瘤、遗传易感性疾病和传染病等多类疾病。

因此,广义地讲,基因治疗就是采用分子生物学的原理和技术,在核酸水平上治疗疾病的方法。尽管目前基因治疗尚存在许多理论上和技术上的难题(如:如何选择理想的目的基因,如何提高基因转移的效率,如何控制目的基因在体内的有序表达和合适表达量,如何保证基因治疗的安全性等),但基因治疗的临床应用趋势是不可逆转的。

(二)基因治疗的基本步骤

基因治疗的基本步骤有以下几个方面。

1.制备目的基因

在对疾病的分子机制了解清楚的基础上,选择对疾病发生密切相关的基因作为基因治疗的目的基因。制备目的基因的常用方法有:

(1)用限制性核酸内切酶或探针杂交方法从基因组 DNA 或基因组 DNA 文库(genomic DNA library)中获取。

(2)从由 mRNA 制备的 cDNA 文库中获取。

(3)PCR 法。

(4)人工合成法。

2.选择基因载体

基因治疗的关键之一就是将目的基因转移到细胞内并能适度地表达出有功能的蛋白质。转运基因的载体可分为两大类:病毒载体和非病毒载体。

(1)病毒载体。病毒载体是目前基因治疗中最常用的基因转运载体。已被用作载体的病毒有逆转录病毒、腺病毒、腺相关病毒、痘苗病毒和单纯疱疹病毒等。这些病毒经过适当改造后与目的基因组成重组体,然后利用病毒可感染真核细胞的特性把目的基因带入宿主细胞。

(2)非病毒载体。非病毒载体介导的基因转移方法主要是物理方法和化学方法。①物理方法包括裸露 DNA 直接注射、微粒子轰击、电穿孔和显微注射等。②化学方法包括磷酸钙沉淀和脂质体包埋等化学试剂转移方法。尽管非病毒基因转移方法存在转移效率较低和目的基因表达时间较短等缺点,但它的完全性较好。

3.选择受体细胞

基因治疗的受体细胞有生殖细胞和体细胞两类。

（1）生殖细胞基因治疗。这种治疗方法能使被修正细胞分化发育的个体及其后代均具有正常基因，理论上可作为遗传病治疗的理想方法。但因为技术问题和伦理问题，目前基因治疗中禁止使用生殖细胞基因治疗。

（2）体细胞基因治疗。在这种治疗方法中，可选择含量丰富、取材方便、容易培养和寿命较长的淋巴细胞、造血细胞、角质细胞、上皮细胞、内皮细胞、肝细胞、成纤维细胞、肌肉细胞和肿瘤细胞等。

4.筛选阳性细胞

基因治疗的效果还要通过有关方法来评价。评价方法主要有利用基因表达产物筛选和分子生物学方法筛选等。

（三）基因治疗在医学中的应用

尽管目前人类基因治疗离成熟的临床治疗技术还有一定的距离，但经过基础实验和临床试验，目前基因治疗在遗传病、肿瘤、遗传易感性疾病、感染性疾病和神经系统疾病等方面取得了许多进展。下面主要介绍前两类疾病的基因治疗。

1.遗传病

遗传病是由人体内遗传物质改变引起的疾病。目前大多数单基因遗传病基本上不可能用常规的治疗方法根治，而基因治疗可能是唯一有效的方法。基因治疗最先应用于遗传病的主要原因是其基因变异比较单一。

有不少遗传病的临床基因治疗方案先后被批准，这包括：囊性纤维变性、ADA 缺陷的重症联合免疫缺陷症、家族性高胆固醇血症、乙型血友病和 α_1-抗胰蛋白酶缺陷症等。国内外均有基因治疗用于遗传病治疗的成功例子。

遗传病的治疗方案根据其发病机制来确定。

ADA 缺陷的重症联合免疫缺陷症的治疗就是要补充 ADA，所以可以把 ADA 基因导入 T 淋巴细胞，然后回输入患者体内。

β-地中海贫血基因治疗的核心是增加患者红细胞系中 β-珠蛋白基因的表达，纠正 α 肽链与 β 肽链合成率的失衡状态。最常用的方案是分离患者骨髓中的造血干细胞，然后导入正常 β-珠蛋白基因，再回输入患者体内，在体内这种造血干细胞也会如正常的造血干细胞一样分化为红细胞系而长期表达 β-珠蛋白基因，达到根治贫血的目的。

我国科学家以皮肤成纤维细胞为靶细胞进行了乙型血友病基因治疗的临床试验研究，并取得了较好的效果。

目前对遗传病进行基因治疗的对象大多数选择其基因表达产物量无须精确调节和经常开放的基因。

2.肿瘤

肿瘤的发生受遗传和环境因素共同影响，其中基因异常在肿瘤发生过程中起非常关键的作用。肿瘤的基因治疗试验是基因治疗中最多的，我国在肿瘤基因治疗方面也取得了许多成果。

通过深入研究肿瘤的发病机制，发现了许多与肿瘤发生相关的癌基因、抑癌基因和其他癌相关基因。肿瘤的基因治疗可单独或联合使用以下几种方法。

（1）引入抑癌基因。抑癌基因突变是引起肿瘤发生的重要原因之一，若能恢复其活性则有可能使肿瘤好转。如：用人野生型 $P53$ 基因导入胃癌细胞内可降低其恶性表型或抑制细胞的生长；而导入另一种抑癌基因 $nm23$，则能降低乳腺癌的高转移率。

（2）矫正癌基因突变或抑制癌基因的表达。癌基因激活后其产物在时间上和数量上异常表达，导致细胞增殖、分化过程失衡，最后引起恶变。矫正癌基因突变或抑制癌基因的表达则可治疗肿瘤。例如：用反义 K-ras 寡核苷酸转染肺癌细胞株，可抑制 K-ras 表达并抑制肿瘤生长。

（3）加强肿瘤抗原的免疫性。肿瘤的免疫治疗通过增强肿瘤抗原的免疫原性诱导机体产生肿瘤特异性的细胞免疫应答，从而特异性攻击肿瘤细胞。实验证明，把含有癌胚抗原（carcinoembryonic antigen，CEA）全长 cDNA 的重组痘苗病毒接种到动物体内后可对 CEA 阳性肿瘤有防治作用。本法的最大优点是无需复杂的基因转移技术，只需肌内注射、皮下注射、皮内注射或皮肤划痕。

（4）利用自杀基因及其旁观者效应。自杀基因（suicide gene）是指将某些基因导入靶细胞中，其表达的酶可催化无毒的药物前体转变为细胞毒物质，从而导致携带该基因的受体细胞被杀死。自杀基因疗法在肿瘤基因治疗中具有独特优势，因为通过靶向性转导自杀基因到肿瘤细胞中，自杀基因能较准确、较特异地表达于肿瘤局部；而正常细胞因没有相应的基因可免受化疗损伤。如：将 CEA 基因启动子与胸苷激酶（thymidine kinase，TK）基因相接，构建嵌合基因 $pCEA/TK$，用腺病毒载体直接注入瘤体，加前体药物丙氧鸟苷（ganciclovir，GCV）处理后，瘤体生长明显受抑，甚至对原发灶和转移灶均产生抑制作用，即可产生旁观者效应（bystander effect）。

（5）导入细胞因子基因。在肿瘤免疫中，细胞因子具有协调各种免疫效应细胞，在肿瘤局部微环境中发挥细胞毒作用的重要功能。导入增强免疫功能的细胞因子基因，能使宿主细胞产生有效的抗肿瘤免疫反应。目前应用较多的目标基因有白细胞介素、肿瘤坏死因子、干扰素和粒细胞－巨细胞集落刺激因子等细胞因子的基因。

（6）使用多药耐药基因的抑制剂。多药耐药（multidrug resistance，MDR）是指肿瘤细胞可对化疗药物产生耐药性，甚至对从未接触过的或作用机制完全不同的其他药物也产生交叉耐药的现象。产生 MDR 现象的主要原因是由于 MDR 基因编码一种依赖 ATP 的跨膜蛋白，它能以主动转运方式将细胞内抗癌药物泵出胞外，从而降低细胞内的药物浓度。若 MDR 基因过度表达即可产生 MDR 现象。用抑制剂抑制 MDR 表达产物跨膜蛋白的活性或直接使该基因失活，便可提高化疗药物的治疗效果。

总之，基因治疗是疾病治疗的新方法，其治疗疾病的范围将不断扩大，为人类征服疾病尤其是一些用传统方法无法治疗的疾病带来希望。

三、核酸疫苗

（一）核酸疫苗的基本概念

核酸疫苗（nucleic acid vaccine），也称基因疫苗（gene vaccine），是指将编码抗原蛋白的外源基因直接导入宿主体内，通过宿主细胞表达抗原蛋白，诱导宿主产生针对该抗原蛋白的免疫应答，以达到预防或治疗疾病目的的疫苗。

(二)核酸疫苗的分类

核酸疫苗是利用现代免疫学、生物化学与分子生物学、生物工程等技术研制而成的。核酸疫苗主要分为 DNA 疫苗和 RNA 疫苗两种(见表 6-1)。

表 6-1　DNA 疫苗和 RNA 疫苗的比较

比较点	DNA 疫苗	RNA 疫苗
载体	质粒和小环 DNA	病毒载体
导入方法	直接注射、基因枪	脂质纳米粒
抗原产生	DNA 先转录成 mRNA，mRNA 再翻译成抗原蛋白	mRNA 直接翻译成抗原蛋白
疗效	低(需高剂量)	高
副作用	少	多
稳定性	高	低
保质期	长	短

(三)DNA 疫苗

DNA 疫苗是指将编码病原体的基因插入真核细胞表达载体而构建的基因疫苗。外源基因被宿主细胞(组织细胞、抗原递呈细胞或其他炎性细胞)摄取，并在细胞内表达病原体的抗原分子，通过一系列的反应诱导机体产生特异性免疫应答(见图 6-4)。

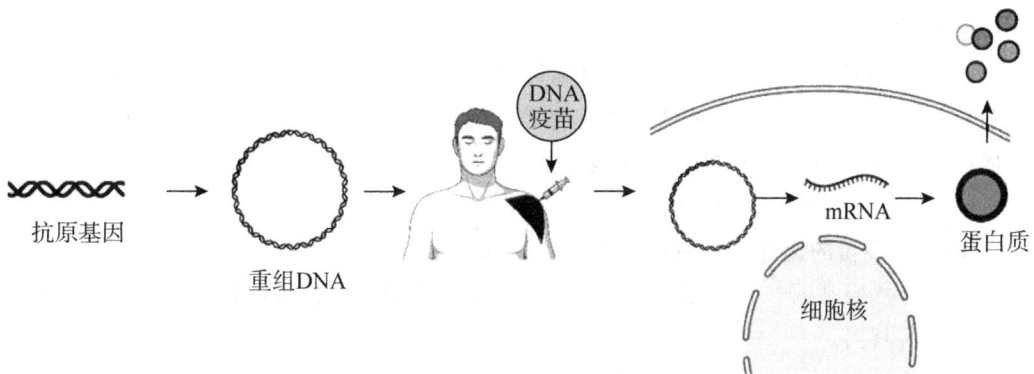

图 6-4　DNA 疫苗构建

1. DNA 疫苗的设计

DNA 疫苗的设计主要包括以下几个关键步骤和策略。

(1)选择抗原基因。设计 DNA 疫苗时，首先需要选择合适的抗原基因。这些基因通常是病原体中能够激发免疫应答的部分，例如，疱疹病毒的外壳蛋白基因。

(2)构建载体。选定的抗原基因需要被插入到适当的载体中。这些载体通常是真核细胞表达载体，它们能够被宿主细胞摄取并表达抗原蛋白。

(3)优化载体和转基因序列。为了提高疫苗的效果，需要优化载体骨架、转基因序列以及共表达刺激序列。这些优化可以增强疫苗的免疫原性。

(4)选择合适的导入系统。DNA 疫苗需要通过某种方式导入宿主体内。常见的导入方法有直接注射、基因枪等。

（5）免疫方案的设计。DNA 疫苗的效果不仅取决于疫苗本身，还取决于免疫方案的设计，包括疫苗接种的次数、剂量和间隔时间等。

（6）安全性和有效性的评估。在设计过程中，还需要对疫苗的安全性和有效性进行广泛的评估，以确保其既安全又能有效地预防疾病。

2. DNA 疫苗的应用

DNA 疫苗具有一些独特的优势，如易于生产、成品稳定，不需要在极低温度下储存等。因此，DNA 疫苗的应用领域相当广泛。

（1）传染病预防。DNA 疫苗可用于预防由病毒、胞内寄生细菌和寄生虫引起的传染病。它们能刺激机体产生广泛的体液免疫应答和细胞免疫应答，从而保护机体。

（2）癌症治疗。DNA 疫苗在癌症治疗领域也显示出潜力。它们可以激发免疫系统对抗特定癌症细胞的免疫反应，为癌症治疗提供了一种新的思路。

（3）其他疾病治疗。除了传染病和癌症，DNA 疫苗还可能用于治疗其它疾病（如自身免疫性疾病等）。

（四）RNA 疫苗

RNA 疫苗分为 mRNA 疫苗、自我复制 RNA 疫苗及其它 RNA 疫苗等。这些疫苗利用 RNA 分子来传递遗传信息，使宿主细胞产生针对病原体的特定抗原，从而诱导免疫反应。

1. mRNA 疫苗

mRNA 疫苗（mRNA vaccine）是由编码病原体抗原的 mRNA 构成的核酸疫苗。该疫苗的基本原理是通过特定的递送系统将表达抗原的 mRNA 导入体内，在体内直接翻译合成抗原，并诱导机体产生特异性免疫应答。

（1）mRNA 疫苗的设计方法

mRNA 疫苗的设计方法包括以下几个关键步骤。

1）选择抗原基因。首先需要选择能激发免疫应答的病原体抗原基因，例如，流感病毒的外壳蛋白基因。

2）构建 mRNA。mRNA 包含 5 个主要部分：5′ 端帽子结构、5′ 非翻译区、编码抗原的可读框、3′ 非翻译区和 Poly(A) 尾。这些组成部分对于 mRNA 的稳定性、翻译效率和免疫原性至关重要。

3）优化 mRNA 结构。为了提高疫苗的效果，需要优化 mRNA 的各个部分。例如通过在 mRNA 中掺入修饰性核苷（如假尿苷）来提高翻译量和稳定性。

4）生产 mRNA 疫苗。生产过程包括将编码抗原的序列插入到质粒 DNA 中，然后转录成 mRNA，接着通过高效液相色谱等方法纯化 mRNA。

5）递送系统。mRNA 疫苗的递送系统是关键组成部分。由于 mRNA 结构不稳定，易被核酸酶等降解，且带负电荷，难以进入细胞内，因此必须使用特定的递送系统（如脂质纳米粒）来确保 mRNA 能够安全有效地进入宿主细胞。

（2）mRNA 疫苗的应用

mRNA 疫苗的应用主要集中在预防性疫苗的研制上，尤其是对于快速变异的病原体,如流感病毒和冠状病毒。以下是 mRNA 疫苗的具体应用实例。

1)新型冠状病毒感染(COVID-19)。mRNA 疫苗在 COVID-19 大流行期间取得了显著的成功。辉瑞-BioNTech 研制的 Comirnaty 和 Moderna 开发的 mRNA-1273 是两种广泛使用的 mRNA 疫苗,能够有效预防由 SARS-CoV-2 病毒引起的 COVID-19。

2)流感疫苗。mRNA 疫苗技术也被用于研发流感疫苗。利用 mRNA 疫苗技术可以快速设计和生产针对新流感株的 mRNA 疫苗,提高流感疫苗的效力和适应性。

3)其他传染病。mRNA 疫苗可以预防其他传染病,如艾滋病、肺结核、疟疾、塞卡病毒和埃博拉病毒等。

4)癌症疫苗。mRNA 疫苗也被用于癌症的治疗。这些疫苗可以编码肿瘤特异性抗原,激活免疫系统攻击癌细胞。

5)个性化医疗。由于 mRNA 疫苗可以定制生产,它们在未来可能用于开发个性化疫苗,针对个人的特定遗传特征或疾病风险来设计疫苗。

2.自我复制 RNA 疫苗

自我复制 RNA 疫苗能够在细胞内自我扩增,产生大量的抗原蛋白,从而产生更强的免疫反应。

3.circRNA 疫苗

circRNA 是一种闭环结构的 RNA 分子,具有较高的稳定性。circRNA 疫苗指包含特定病原体抗原编码序列的 circRNA 分子。当 circRNA 疫苗被导入机体后,宿主细胞读取抗原编码序列并翻译出相应的抗原蛋白,从而激活免疫系统。

第二节 基因伦理学

一、伦理学概述

(一)伦理学的基本概念

何谓"伦理学"? 在中国古代早期,"伦理"一词是分开使用的。"伦"主要是指人与人之间的关系。孟子的"五伦说"认为:"使契为司徒,教以人伦;父子有亲,君臣有义,夫妇有别,长幼有序,朋友有信。"所谓"理"是指道理、规则和秩序。秦汉之际,"伦理"二字开始连用,是指人与人之间的道德关系。

在国外,"伦理"一词从希腊文"ethos(风俗、风尚)"演绎而来。公元前 4 世纪,希腊哲学家亚里士多德创立了伦理学。

伦理学(ethics)是研究人与人、人与社会之间行为规范和原则的一门科学。伦理学的研究对象是道德现象,它研究道德的形成、本质及其发展规律。伦理学理论、原则在具体领域中的应用称为应用伦理学。

(二)医学伦理学的基本概念

医学伦理学(medical ethics)是伦理学的一个分支,属于应用伦理学的范畴,是伦理学在医疗领域中的具体运用。医学伦理学的研究范围在不断扩大,这与医学的迅猛发展有密切关系。现代医学技术的发展带来了道德观念的巨大变化。

医学伦理学是个涵盖面广泛的领域,特别是随着人类基因组研究的开展,基因治疗、基因隐私、资源保护、商业化,以及克隆等伦理相关的问题越来越引起社会的关注。医疗保健制度中的伦理问题、基因调查研究、转基因食品等科研活动中与伦理相关的具体问题也值得人们进行广泛的探讨。在医学伦理学中,主要研究基因相关问题的分支称为基因伦理学(gene ethics)。

人类基因组计划的完成为人类基因诊断、基因治疗和基因预防开创了美好未来。同时,人类基因研究的应用也给我们带来了全新的伦理问题。基因技术的安全性、基因知识产权的保护和利用、基因隐私的保护、基因歧视的可能性等都值得我们关注和研究。

二、基因治疗的伦理问题

基因治疗在治疗遗传病、肿瘤和感染性疾病等方面具有广泛的应用前景。基因治疗自其研究初期就引起了人们的广泛关注,基因治疗的安全性、规范性、保密性、公正性等都是必须重视的问题。

(一)基因治疗的安全性

基因治疗的安全性是基因治疗研究和应用过程中首先要关注的问题。基因治疗应确保不因导入外源目的基因而产生新的有害遗传变异。例如,基因治疗常用的载体是逆转录病毒,而逆转录病毒的基因可随机整合到人染色体基因组中。因此,应构建相对安全的逆转录病毒载体。另外,引起插入突变也可能使重要基因失活,或更严重地激活一个原癌基因,还有可能因基因重组而产生新的病毒。这些风险到底有多大,目前仍不清楚。但至今的实践表明,基因治疗尚未显现明显严重问题。

为了安全有效地进行基因治疗,任何一种方案的实施,都要根据严格的技术规程与标准,由有关的行政管理部门批准后方可实施。

(二)生殖细胞基因治疗的伦理问题

生殖细胞基因治疗从理论上讲,既可治疗遗传病患者本人,又可使其后代不患相同的遗传病,是一种有效的治疗遗传病的方法。虽然现在人类尚未实施生殖细胞基因治疗,但在动物实验中已获成功,这就是转基因动物的出现。这一事实给人类生殖细胞基因治疗带来了希望,同时也使人们担心这种遗传特征变化的世代相传将给人类带来的到底是福还是祸的问题。人们不清楚的是,转基因的下一代是否有长期的副作用,是否可能产生一些非人类的性状。生殖细胞基因治疗可能具有的潜在危险性,值得人们认真考虑。因此,目前各国政府都禁止将生殖细胞基因治疗应用于临床中。

多数学者认为,生殖细胞基因治疗必须符合以下技术、社会学和伦理学条件。

(1)已在相应体细胞基因治疗中证明是安全、可靠和有效的。

(2)反复在动物实验中证明相应疾病的生殖细胞基因治疗是安全、可靠和有效的。

(3)患者知情同意。知情同意(informed consent)是指患者对自己的病情和医生据此做出诊断与治疗方案的明了和认可。医生必须向患者提供做出诊断和治疗方案的根据,并说明这种治疗方案的益处、负效应、危险性及可能发生的其他意外情况,使患者能自主做出决定,接受或不接受这种诊疗。

(4)大多数公众认同。

(5)有操作规程和法律保障。

(三)体细胞基因治疗的伦理问题

体细胞基因治疗是符合伦理道德的,但试图纠正生殖细胞遗传缺陷或通过遗传工程手段来改变正常人的遗传特征则是引起争议的领域。从历史上看,科学的发明创造对人类生存发展的影响极其深刻,故遗传学发展到今天,进行基因治疗应该说是符合伦理道德的。重要的问题是取得社会的理解和配合,首先是患者及其亲属的配合。因此,必须加强宣传基因治疗的科学性与安全性以及人类健康的重要性,以提高人们的认识,同时建立并完善医疗法制与措施也是必要的。

(四)关于基因改良

中国人类基因组伦理委员会对普通百姓希望通过基因技术"改良"后代的想法表示忧虑。该委员会认为,人类基因组研究及其成果的应用应集中于疾病的预防和治疗,而不是"优生"。考虑到基因优生可能带来人种单一化等灾难性后果,基因伦理委员会的专家们呼吁保护基因多样性,反对建立类似"名人精子库"这样不科学的基因优生试验。"基因优生"只是许多普通百姓对生育健康的一种美好愿望。中国人类基因组伦理委员会坚持反对基因歧视,科学家认为每个基因对人类健康都可能同时具有正面和负面的双层作用,在基因研究和应用中不应加入"好基因"与"坏基因"这样的价值判断。

三、关于克隆人

人类的繁衍一直被自然生殖所垄断。男女结合后的性交、卵子的受精、植入子宫、宫内妊娠和分娩是人类自然生殖不可缺少的基本过程。现代生殖技术的发展,使这一天经地义的自然生殖行为受到了严重的挑战。

(一)现代生殖技术

现代生殖技术主要有人工授精、体外授精和无性繁殖(克隆)三种形式。

1.人工授精

人工授精(artificial insemination)是指用人工方式将处理后的精液注入女性生殖器内,使女性妊娠的一种技术。

2.体外授精

体外授精(*in vitro* fertilization)是指在试管中把精子和卵子结合、授精、形成胚泡,然后再植入到子宫内发育的过程。因为是在试管中授精,因此通过这种方法培育的婴儿称为试管婴儿(test tube baby)。

3.无性繁殖

无性繁殖,即克隆(cloning),是指用细胞融合技术把供体细胞核转移到去核卵子中,然后创造出与供体细胞完全相同的个体,几乎完全放弃人类自然生殖的所有过程,用简单的、低等生物生殖方式来繁殖。

(二)现代生殖技术的伦理问题

现代生殖技术是一种全新的在人类繁衍后代领域中的技术,它给众多的不育症、不孕症患者带来了福音,同时为根除某些遗传病和实现优生奠定了技术基础,无可非议具有积极的理论价值和现实意义。

现代生殖技术虽然具有较大的积极意义,但现代生殖技术是一把双刃剑,如果不正确和不恰当地使用,没有严格的道德原则和法律措施,不仅不会给人类带来福音,而且有可能会给社会、给人类带来痛苦甚至祸害。

1997 年 2 月,英国罗斯林研究所(Roslin Institute)克隆出多利羊。随后,美国俄勒冈州的科学家用克隆技术克隆出两只猴子。这些高等哺乳动物的成功克隆,使克隆人似乎从梦想变为现实的进程明显缩短。对克隆人的讨论已波及到世界范围,引起科学家、政治家、社会学家、人类学家、法学家、政策分析家和伦理学家及有关国际组织的广泛关注。

克隆人对未来所带来的利弊得失,人们目前很难做出预测。有人认为,克隆技术可以防止缺陷基因在人类中遗传,从而达到人类优生的目的;可以部分解决某些不育夫妇的生育问题;为器官移植提供合适的、无任何排斥反应的供体;可能根治许多目前无法治疗的疾病。

(三)克隆人的伦理问题

大多数人对克隆人持否定态度,认为这是违背人类起码的道德准则。

1. 对克隆人的忧虑

目前人们对克隆人的忧虑主要体现在以下几方面:

(1)克隆人对人类遗传多样性会产生消极影响。根据孟德尔遗传规律,人类具有多样性和变异性,每个人具有独特的基因型。如果不大规模应用的话,克隆人可能不会对世界人口的遗传多样性产生明显影响。

(2)违背人的尊严,不利于保护人类遗传物质的安全。因为人类是最高等生物,人类要制造出貌同自身,而又列在人类之外的克隆人,显然丧失人的尊严。人类经过进化,已脱离动物界,组成人类社会。人类的遗传物质是全人类的共同遗产,人类有责任保护其安全。

(3)人性、人格和家庭观念将会受到冲击,人的个性、不确定性和相互联系性将会迎来严峻的挑战。若按照克隆羊的方法克隆人,从遗传学角度来说,克隆出来的人是被克隆人的同胞姐妹,而不是其后代。克隆人将造成生育模式的改变和人伦关系的混乱。

(4)克隆人将被视为物件。克隆人有可能随意宰割利用,人类将会受到"人工克隆人工具化"的威胁。

(5)可能会给"人种改良"开方便之门。有可能怂恿一些人去操纵另一些人,败坏人的重要社会价值。克隆技术被滥用、被某些人利用,其后果将不堪设想。

2. 克隆人在技术上不成熟,在伦理上不被接受

用体细胞核转移克隆出的绵羊(在英国)和牛(在美国、荷兰)等克隆动物的线粒体数与供体的略有不同。由于线粒体中也含少量遗传物体,因此克隆的个体与原个体也就不会绝对达到遗传上的相同。事实已经证明,多利羊是短命的,易患癌症;如果它能生殖,后

代会有较高的畸形率,这是由于体细胞突变和染色体损伤累加的缘故。

目前克隆动物的成功率不高,而且可能出现大量死胎或畸形儿。虽然在理论上和技术上有潜在克隆人的可能性,但由于伦理上的不可接受性,果断地采取行政干预,明令禁止,是正确的。1992 年,世界卫生组织科学小组在审查医学辅助生殖技术和有关伦理问题时,曾强调指出:"必须禁止实验极端形式,如克隆人、种间授精、制造妖怪和变更生殖细胞基因组。"1997 年 11 月召开的联合国教科文组织第 29 届大会上通过了《世界人类基因组与人权宣言》,该宣言明确指出不能允许克隆人。

3.禁止克隆人的立法

关于禁止克隆人的立法问题,科学家与法学家认为,目前立法为时尚早,可用行政命令、伦理原则及资金等手段,限制一定年限以后,经过评估,再决定是否需要立法。仓促立法可能使现实的或潜在的利益蒙受损失,立法禁止克隆人涉嫌侵犯科研自由和生育权等基本权利,其合法性遭受质疑。但是,日本在禁止克隆人立法方面走在前面,已于 2001 年 6 月开始实行禁止克隆人法,全面禁止制造有损于人类尊严的克隆人,违者将被处劳役或罚款。英国人类受孕与胚胎管理局也表示不会批准任何与克隆人有关的实验。美国国会参议院、众议院两院于 2001 年通过了全面禁止克隆人的法律。我国政府对克隆人也持一种基本否定的态度,并于 2003 年通过两部规章明确禁止克隆人。

多利羊的出现,标志着又一技术发明开始造福于人类,表明新的技术发明增加了人类驾驭自然的力量,同时也增加了人类的责任与义务。应该用其利,避其害。各国应加强在克隆技术研究、伦理和有关法规研究方面的交流与合作。

世人谴责和反对克隆人,不应导致不加区别地禁止一切克隆方法和相关研究。克隆动物为感染人类疾病的诊断、治疗和生物医学科研的进步提供了机遇,但同时应警惕动物疾病传给人类。

总之,目前用体细胞核转移或胚胎分裂克隆人,技术上不成熟、不安全,更主要的原因是违背伦理基本原则。因此,不应直接或间接地参与克隆人的研究,国家或个人也不应在财力上支持这类研究项目。同时,体细胞核转移克隆技术为医学领域的基础研究及其在治疗上的应用开辟了一条崭新途径,应予重视,积极借鉴,合理应用。人类应该规范自己的行为,防止任何技术的滥用。

第三节　基因技术对社会的影响

21 世纪是生命科学的世纪,生命科学研究取得的许多成果尤其是基因技术的发展对社会各方面都会产生很大的影响。同时,由此而带来的许多新问题也值得人们认真思索,其中有许多基因技术已与人们的日常生活密切相关。

一、转基因食品问题

基因克隆的重要成果之一就是转基因食品的出现。转基因食品(genetically modified food)是利用基因工程技术改变基因组构成的动物、植物和微生物生产的食品与食品添加剂。

在转基因动物方面,我国科学家将生长激素基因转入鱼受精卵,得到的转基因鱼的生长显著加快、个体增大;转基因猪也研制成功。用转基因动物还能获取治疗人类疾病的重要蛋白质,如:导入了凝血因子Ⅸ基因的转基因绵羊分泌的乳汁中含有丰富的凝血因子Ⅸ,能有效地用于血友病的治疗。在转基因植物方面,1994年,比普通西红柿保鲜时间更长的转基因西红柿投放市场。1996年转基因玉米、转基因大豆相继投入商品生产。

中国农业科学院承担的我国"863"高科技项目"利用转基因植物生产乙型肝炎口服疫苗"取得了重大进展。科学家把乙型肝炎病毒外膜蛋白基因导入马铃薯和西红柿中,结果该蛋白质能在马铃薯和西红柿中高效表达。人吃了这种转基因食品后,可以在体内产生针对乙型肝炎病毒的抗体,因而可以预防乙肝的发生。国外利用类似的"分子农业"技术使转基因植物生产人细胞因子、促红细胞生成素、干扰素、生长激素和单克隆抗体等。这说明转基因食品不仅可以食用,而且有药用价值。

转基因食品已经越来越多地出现在我们的餐桌上,但这些食品对人体是否有害呢?有不少科学家呼吁公众消除对转基因食品安全的疑虑,因为有科学家跟踪观察发现,转基因农作物、动物等转基因食品,其抗菌素使用标记的安全性问题,不在于转基因动植物本身,而在于转进的基因是否合适。目前的转基因动植物,转进的基因大都是动植物自身的基因,因此,对于这些动植物食品,人们可正常食用。同时,利用转基因技术,还可以为生物育种提供更多的思路。当然,转基因过程当中还有很多问题需要研究,但应该以科学的态度来对待转基因动植物对人类的影响。科学家现在更多的是去了解基因的功能,以及在食品中如何转进更适合人类需要的基因。

到目前为止,确实也有一些证据证明个别转基因食品有害。如:转入有巴西坚果蛋白质的大豆能使一些人产生过敏反应;转有抗土豆科洛拉茨基虫病基因的土豆会引起部分人患溃疡和某些肿瘤等。

事实上,在自然界,20亿年来基因转移一直在发生,物种间的基因转移是一种普遍存在的自然现象;而生物技术按照人类的意愿,人为地加快了基因转移的速度。人们应该区别对待转基因食品,有些基因产物——蛋白质对人和动物确实有毒性,但大多数转基因食品经加热处理后因蛋白质变性而对人体无害。另外,无论是天然食品还是转基因食品都有可能使某些人过敏,而绝大多数人对常见食物是不会过敏的。

因此,对转基因食品,我们应该树立正确的态度、采取正确的措施。首先,我们应该严格执行转基因农作物管理制度,如颁布的有关法规和相关标准。其次,我们要进一步加强对转基因食品安全性的评估,筛选出安全系数较大的食品并向大众推广。最后,我们要科学地、实事求是地宣传转基因食品,打消公众对转基因食品安全性的顾虑,取得公众的信任。

二、核酸营养问题

"基因食品"的相关报道引起了社会对核酸类保健品的广泛关注。有专家指出,补充核酸对正常人来说没有意义,只有婴儿和特定患者可能需要补充外源核酸,同时人体也不能摄入过量核酸。核酸食品不是基因食品。食物中的核酸被肠道中的核酸酶降解,变成没有遗传功能的核酸前体物质——碱基、核苷、核苷酸。食物中核酸最终被吸收的是这些物质，而不是具有遗传功能的核酸。从食物中消化吸收的核酸前体物质，在组成、结构和功能上与内源性同类物质没有区别，发挥同样的生理作用。

核酸类物质是条件型营养素，在国外有作为膳食添加剂的应用。一般说来，人们在日常膳食中能摄取大量核酸，而且人体所需的核酸(DNA 和 RNA)基本上由自身合成。对于正常人来说，额外补充核酸并没有意义。但也有研究表明，补充核酸对于部分类型的患者有辅助治疗作用，所以国内外都有核酸药物的应用。同时，专家指出，补充核酸不能盲目。大量研究证明，痛风病和肾结石等疾病与人体核酸过量有关，这类患者应尽量减少核酸摄入。科学家建议，成年人每天核酸的摄入总量以不超过 2g 为宜。

第四节 基因研究与诺贝尔奖

一、诺贝尔简介

阿尔弗里德·贝恩哈德·诺贝尔(Alfred Bernhard Nobel，1833—1896)，瑞典化学家、工程师、发明家和实业家，出生于斯德哥尔摩，幼年随父亲到俄罗斯，15 岁起先后在意大利、英国、法国和美国学习；毕业后回到其父亲在俄罗斯圣彼德堡开办的工厂工作，同时从事科学研究和机械设计等。1863 年，回到瑞典后，诺贝尔致力于炸药研究。在研究控制硝化甘油的爆炸时，发明了雷管的引爆，发现掺和硅藻土能保证硝化甘油的安全运输和使用。他还发现混合火药和硝化甘油能制造出威力更大的炸药，并发明了无烟火药。诺贝尔一生共获得发明专利 355 项，并在欧美等五大洲 20 个国家开设了约 100 家公司和工厂，积累了巨额财富。

二、诺贝尔奖简介

诺贝尔基金会(Nobel Foundation)是根据诺贝尔遗嘱建立起来的私人机构，专门管理诺贝尔遗产和诺贝尔奖的颁布，由瑞典国王于 1900 年 6 月 29 日在议会中宣布成立。诺贝尔遗嘱于 1895 年 11 月 27 日在巴黎签署，签署时间距他 1896 年 12 月 10 日去世前大约一年。因此，诺贝尔基金会是在诺贝尔去世后大约三年半成立的。

根据诺贝尔的遗嘱，以其遗产的大部分额度(共计 920 万美元)作为基金设立诺贝尔奖(Nobel Prize)，以其年息分别设立物理学奖、化学奖、生理学或医学奖、文学奖、和平奖共五种奖项。1901 年起，每年在 12 月 10 日(诺贝尔逝世日)颁奖。每种奖金会发给该领域中做出杰出贡献的科学家，若当年无合适的人选也可空缺。和平奖由挪威议会组成的 5 人委员会评定，其他奖项由瑞典相关科研机构评定。1968 年瑞典中央银行于建行 300 周年之际提供资金增设诺贝尔经济奖(全称为"瑞典中央银行纪念阿尔弗雷德·诺贝尔经济学奖金"，亦称"纪念诺贝尔经济学奖")，并于 1969 年开始与其他 5 项奖同时颁发。诺贝尔经济学奖的评选原则是授予在经济科学研究领域做出杰出贡献的人。1990 年诺贝尔的重侄孙克劳斯·诺贝尔(Claes Nobel)又提出增设诺贝尔地球奖，授予杰出的环境成就获得者。该奖于 1991 年 6 月 5 日世界环境日之际首次颁发。

诺贝尔奖包括奖金、奖章和证书。奖金数视基金会的收入而定。奖章约半镑重,内含黄金 23K,直径约为 6.5cm;正面是诺贝尔的浮雕像,背面饰物因不同奖项而不同。每份获奖证书的设计各具风采。

在诺贝尔逝世 5 周年纪念日(即 1901 年 12 月 10 日)首次颁发诺贝尔奖。自此以后,除因战时中断外,每年的 12 月 10 日分别在瑞典首都斯德哥尔摩和挪威首都奥斯陆举行隆重的诺贝尔奖授奖仪式。

三、诺贝尔生理学或医学奖

诺贝尔生理学或医学奖由瑞典卡罗林斯卡学院(Karolinska Institute)评定,自 1901 年起颁发。

(一)早期生理学或医学奖的主要贡献

早期诺贝尔生理学或医学奖主要颁发给对人类疾病治疗方面有直接贡献者。如:1901 年德国细菌学家、免疫学家贝林(E. A. V. Behring)因创造了血清疗法,发明了血清白喉抗毒素治疗白喉和牛结核疫苗而获奖;1902 年英国热带病学家罗斯(R. Ross)证实了疟疾是由疟蚊传播的;1903 年丹麦医生芬森(N. R. Finsen)首创光线疗法治疗寻常性狼疮;1905 年德国细菌学家科赫(R. Koch)从事结核病防治的研究并发现了结核杆菌;1913 年法国生物学家里歇(C. R. Richet)发现了过敏现象;1928 年法国细菌学家、病理学家尼科尔(C. J. H. Nicolle)证明斑疹伤寒经由体虱传播;1929 年荷兰医生艾克曼(C. Eijkman)发现可用维生素 B_1 治疗脚气病。

(二)20 世纪 40 年代至 50 年代的主要获奖者

1939 年到 20 世纪 40 年代主要授予药物发明者。如:1939 年德国医生多马克(G. Domagk)发现了百浪多息(Prontosil,磺胺类药)的抗菌作用;1945 年英国细菌学家弗莱明(A. Fleming)、生于德国的英国生物化学家钱恩(E. B. Chain)和生于澳大利亚的英国病理学家弗洛里(H. W. Florey)均在青霉素的发现或合成方面做出了贡献;1948 年瑞士药学家穆勒(P. H. Muller)发现了滴滴涕(dichloro-diphenyl-trichloroethane,DDT)能有效杀死病媒昆虫;1952 年美国生物化学家瓦克斯曼(S. A. Waksman)发现链霉素可抑制结核菌。

20 世纪 50 年代则主要授予对防止病毒传染有贡献者。如:1951 年南非医学家(1922 年移居美国)泰勒(M. Theiler)发现治疗黄热病的疫苗;1954 年美国微生物学家韦勒(T. H. Weller)、美国细菌学家恩德斯(J. F. Enders)和美国微生物学家罗宾斯(F. C. Robbings)在脊髓灰质炎病毒的研究和疫苗研制方面。

(三)基因相关研究与诺贝尔奖

DNA 结构的发现标志着人类进入分子生物学的时代。20 世纪后 50 年诺贝尔奖获得者的研究与分子生物学相关的比例明显超过前 50 年。因基因研究而获诺贝尔奖的,主要分布在生理学或医学,也有化学方面的。

1.果蝇是基因研究的良好材料

因核酸研究而获诺贝尔奖的第一人是德国生物化学家科塞尔(A. Kossel)。他在确定核酸的化学特性及化学组成等方面做出了重大贡献而获得 1910 年诺贝尔生理学或医学奖。

随后的几位与基因研究有关的获奖者均以果蝇为研究对象。从宏观角度来看,影响当今基因技术有关的得奖人,首推 1933 年获奖的美国实验胚胎学家、遗传学家摩尔根(T. H. Morgan)。他利用果蝇进行遗传学研究,发现了伴性遗传规律和连锁、交换和不分开等现象,确定了染色体具有遗传信息的功能,发展了染色体遗传理论。

1946 年摩尔根的学生、美国遗传学家马勒(H. J. Muller)证实 X 线能引起基因的突变,从而奠定了辐射遗传学研究的基础。

有趣的是,以果蝇作为研究模式取得重大成就而获诺贝尔奖,在首次获奖过去将近 50 年后再次出现。刘易斯(E. B. Lewis)和威斯乔斯(E. F. Wieschaus)共同研究了果蝇的受精卵发育成器官的过程,发现了有关调控果蝇从头到尾器官发育的基因家族;沃尔哈德(C. Nusslein-Volhard)鉴定了多种指导果蝇早期胚胎发育进程的基因。三位研究果蝇的科学家于 1995 年分享了诺贝尔生理学或医学奖的桂冠。这从一个方面也说明果蝇在基因研究中的独特贡献。

2. DNA 双螺旋模型的提出为基因研究提供了坚实基础

1953 年 4 月 25 日由美国生物学家沃森(J. D. Watson)和英国生物物理学家克里克(F. H. C. Crick)发表了他们提出的 DNA 分子的双螺旋模型并阐明了其对遗传信息传递的意义。他们二人和生于英格兰的英国生物物理学家威尔金斯(M. H. F. Wilkins)一起荣获 1962 年诺贝尔生理学或医学奖。后者的贡献在于其 DNA 晶体的精细 X 线照片为 DNA 双螺旋模型的提出提供了基础数据。

3. 基因调控研究阐明了一些基因的功能

基因表达可以在复制水平、转录水平、转录后水平、翻译水平和翻译后水平等多个水平受到精细的调控。

1958 年获奖的美国生物学家、教育家比德尔(G. W. Beadle)、美国生物化学家泰特姆(E. L. Tatum)和美国生物学家、遗传学家利德伯格(J. Lederberg)分别在基因表达调控和细菌生化遗传物质可进行重组方面做出了贡献。比德尔和塔特姆以红面包霉作为材料,发现了基因与蛋白质产物的相关性。前者发现了基因的突变对生物体内生化反应的影响;后者发现基因能调节生物体内的化学反应,开创了遗传学的生化研究。利德伯格发现了细菌的结合作用和转导作用,发明了影印法和青霉素直接选择法。

1965 年三位法国科学家雅各布(F. Jacob)、雷沃夫(A. M. Lwoff)和莫诺(J. Monod)共同提出了原核生物基因表达调控的经典模型——乳糖操纵子(Lac Operon)并发现了细胞中 mRNA 的存在而获奖。乳糖操纵子学说已成为分子生物学基因调控的典范,阐明大肠杆菌的乳糖分解代谢相关基因可受生长液中是否含乳糖而开启,即环境因素可以影响基因的表达。这也是生物体通过基因调控而充分利用环境和适应环境的一种有效机制。

器官发育和生物的衰老同样也受基因的调控。2002 年布雷内(S. Brenner)、霍维茨(H. R. Horvitz)和苏尔斯顿因(J. E. Sulston)发现器官发育和细胞凋亡过程的基因规则而获奖。

2024 年诺贝尔生理学或医学奖授予美国分子生物学家维克托·安布罗斯(Victor Ambros)和加里·鲁夫昆(Gary Ruvkun),表彰他们发现了 miRNA 及其在转录后基因调控中的作用。他们发现的 miRNA 是一类在基因调控中发挥关键作用的小 RNA 分子;他们开创性揭示了一种全新的基因调控原理。这不仅大大丰富了生物学家对基因调控的认识,而且 miRNA 被发现在个体发育、细胞凋亡和癌症、糖尿病等诸多疾病中都扮演着角色。

4. 遗传学中心法则造就了 11 位获奖者

遗传学中心法则(genetic central dogma)是生物学的重要法则。该法则认为生物的遗传物质 DNA 有复制的特性,能够精确复制出完全相同的两份 DNA 分别存在于两个子代细胞内;然后 DNA 通过转录把遗传信息抄录到 mRNA 分子中,再由 mRNA 直接指导蛋白质的合成,最后由蛋白质来体现遗传信息。最早认为遗传信息的流动方向只能从 DNA →RNA →蛋白质。逆转录酶的发现,说明也可以以 RNA 为模板合成 DNA。

生于西班牙的美国生物化学家奥乔亚(S. Ochoa)因发现了核酸的生理功能并人工合成了 RNA,而科恩伯格(A. Kornberg)发现了 DNA 聚合酶并人工合成了 DNA。他们的发现肯定了 DNA 复制和转录的机制,是中心法则的重要内容。二人共同分享了 1959 年诺贝尔生理学或医学奖。

在翻译过程的阐述中,霍利(R. W. Holley)测定了酵母丙氨酰 tRNA 的一级结构;科拉纳(H. G. Khorana)运用有机化学合成方法和酶学方法人工合成了具有重复结构的多聚核苷酸;尼伦伯格(M. W. Nirenberg)确立了编码氨基酸的遗传密码。他们三人于 1968 年获得了诺贝尔生理学或医学奖。

1969 年,德尔布鲁克(M. Delbruk)、赫尔希(A. D. Hershey)和卢利亚(S. D. Luria)因分别在噬菌体遗传信息研究上的巨大贡献,并用实验证明了噬菌体的遗传物质是 DNA 和提出病毒复制的机制而获奖,使遗传学中心法则在低等生物中得到了证实。历史上也是因病毒的研究而完善了经典的遗传学中心法则,即 RNA 也可以是某些生物(尤其是低等生物,如病毒)的遗传物质,而此类生物的遗传信息的流向可从 RNA 到 DNA。这要归功于巴尔的摩(D. Baltimore)、特明(H. M. Temin)和杜尔贝科(R. Dulbecco)三位著名的科学家。巴尔的摩在小白鼠白血病病毒的病毒颗粒中发现了逆转录酶,特明在鸡肉瘤病毒中发现了逆转录酶,杜尔贝科在组织培养中证明了病毒通过染色体遗传到子代细胞。他们的发现说明 RNA 可以被逆转录成 DNA,完善了遗传学中心法则,具有重要的理论意义;同时也具有重大的实用价值(由 RNA 逆转录成的互补 DNA——cDNA 已成为分子生物学的重要研究对象之一),因而于 1975 年获得了诺贝尔生理学或医学奖。

5. 基因工程和核酸序列测定

20 世纪 70 年代是基因工程兴起的年代,由于该技术的发展使生物学经历了革命性变化。从此,人类有可能按照自己的愿望改造基因,为人类服务。在低等生物中,为防止外来基因的侵略,出现了"限制与修饰"机制。其中限制性核酸内切酶和甲基化修饰酶发挥着非常重要的作用。阿尔伯(W. Arber)发现了这两类关键的酶,史密斯(H. E. Smith)研究和确定了它们作用序列的特征,内森斯(D. Nathans)用限制性核酸内切酶作为基因工程的工具获得非常成功。他们三人于 1978 年获得诺贝尔生理学或医学奖。

此外,在基因工程方面做出杰出贡献的科学家还获得了诺贝尔化学奖。柏格(P. Berg)创立了一系列基因分离和连接技术,为基因工程奠定了基础,于 1980 年获得了诺贝尔化学奖。当年与柏格分享荣誉的还有二位在核酸序列测定方面发明了酶法的美国生物化学家桑格(F. Sanger)和化学降解法的吉尔伯特(W. Gilbert)。值得一提的是,桑格确实是序列测定方面的天才,他还于 1958 年因测定了胰岛素中的氨基酸序列而获得了诺贝尔化学奖。

基因工程技术发展非常迅速,涌现出许多新技术。穆里斯(K. B. Mullis)发明了在体外进行快速基因扩增的聚合酶链反应(PCR)技术而于 1993 年与发明基因定点突变技术的史密斯(M. Smith)分享了诺贝尔化学奖。史密斯的发现开辟了蛋白质工程的新领域。

6.基因特性的深入研究使人们更加容易理解许多生命现象

随着研究的深入,人们对基因的特征有了更加清楚的认识。基因组中存在的来源于同一个祖先、结构和功能相似的一组基因被称为基因家族。1980 年贝纳塞拉夫(B. Benacerraf)因发现了掌管免疫应答的基因家族,并证明了它与 HLA 基因有关联而与另两位研究 HLA 的专家斯内尔(G. Snell)和多塞(J. Dausset)共同获得了该年度的诺贝尔生理学或医学奖。

1951 年,麦克林托克(B. McClintock)在玉米研究中首次提出"可移动的控制基因"学说而于 32 年后的 1983 年获得了诺贝尔生理学或医学奖。她的发现说明基因不是稳定不变的。这种现象在多种生物(如:大肠菌、酵母菌等)均被证实了。当年诺贝尔委员会认为其发现为近代遗传学上两大发现之一,与 DNA 双螺旋结构的发现同等重要。

基因的另一重要特性是重组现象。1987 年利根川进(S. Tonegawa)因发现了产生多样性抗体的遗传原理——基因重组而获得了诺贝尔生理学或医学奖。他发现在淋巴细胞成熟过程中,编码抗体的各种基因经过重组产生部分相同又有部分特异的抗体,解释了机体在不增加基因数目的情况下如何产生针对多种多样抗原的抗体。

基因与肿瘤的关系一直是人们关注的焦点。1989 年,毕晓普(M. Bishop)和瓦姆斯(H. Varmus)因共同发现动物肿瘤病毒的致癌基因起源于细胞中的原癌基因而获奖。其实关于病毒致癌的研究早在 1966 年鲁斯(F. P. Rous)就因提出病毒复制的有关调节过程和发现诱发肿瘤的病毒而获得诺贝尔生理学或医学奖。

随着核酸功能的进一步研究,出现了许多改变传统概念的成果。如:以前人们一直认为在体内具有催化活性的物质只有酶,其本质是蛋白质。奥尔特曼(S. Altman)和切赫(T. R Cech)在对核糖核酸酶 P 和四膜虫 26S rRNA 的研究中发现 RNA 具有生物催化作用(这种 RNA 又称核酶)而于 1989 年获得了诺贝尔化学奖。核酶发现具有重要的意义:它不仅改变人们对酶都是蛋白质的传统观念,而且对探索生命的起源很有启发。历史上或许曾有过"RNA 世界",RNA 不仅充当遗传物质,而且具有催化功能;随着生命的不断进化,原始 RNA 的两个功能分别"让位"给 DNA 和蛋白质,保留催化活性的 RNA 是生命进化历程的"活化石"。核酶的功能与 rRNA 的加工有密切关系。

体现 RNA 生物学功能重要性的另一例子如下:美国病理学和遗传学教授法尔(A. Fire)和分子医学教授克雷格·梅洛(Craig Mello)因在 RNA 干扰机制方面的突出贡献,

他俩一起获得了 2006 年度诺贝尔生理学或医学奖。他们揭示了 siRNA 干扰基因表达的具体机制。

基因的断裂特性也是在研究 RNA 的加工中发现的。罗伯茨（R. J. Roberts）和夏普（P. A. Sharp）于 1977 年首次分别在真核生物的腺病毒中发现了基因断裂现象并提出了断裂基因的概念而获得 1993 年度诺贝尔生理学或医学奖。基因断裂是真核生物的一个重要特征，说明转录生成的 RNA 要经过剪接加工以后才能生成为有功能的 RNA。

出生于匈牙利的美籍生物化学家考里科（K. Karikó）和美国免疫学家韦斯曼（D. Weissman）因为发现了核苷碱基修饰，从而开发出有效的 mRNA 疫苗来对抗 COVID-19 而获得 2023 年诺贝尔生理学或医学奖。这进一步说明了基因相关研究在疾病预防方面的价值。

从众多因基因相关研究而获诺贝尔奖的有趣例子中我们不难看出，基因在生物界中的作用是巨大而神奇的。由于人类尚未完全揭示基因的全部奥秘，所以人们有理由相信，在今后的诺贝尔奖获奖者中必将出现更多的基因相关研究科学家。

思考题

1. 什么是基因诊断？简述基因诊断在医学中应用的领域。

2. 什么是基因治疗？

3. 基因治疗的基本步骤有哪些？

4. 请问现代生殖技术有哪些形式？

5. 什么是转基因食品？

6. 诺贝尔奖有哪几种基本奖项？

参考答案

（郭俊明、孟小丹）

附　录

附录1

核苷三磷酸的物理常数

核苷三磷酸	相对分子质量	最大吸收峰 (λ_{max}, pH7.0)	1mol 溶液(pH7.0) 在 λ_{max} 时的最大吸收值	A_{280}/A_{260}
ATP	507.2	259	15400	0.15
CTP	483.2	271	9000	0.97
GTP	523.2	253	13700	0.66
UTP	484.2	262	10000	0.38
dATP	491.2	259	15400	0.15
dCTP	467.2	271	9100	0.98
dGTP	507.2	253	13700	0.66
dTTP	482.2	267	9600	0.71

附录2

几种生物单倍体 DNA 的含量

生物 DNA	分子大小/bp	DNA 相对分子质量
哺乳动物	$\sim 3.0 \times 10^9$	$\sim 1.9 \times 10^{12}$
果蝇	$\sim 1.8 \times 10^8$	$\sim 7.8 \times 10^{10}$
大肠杆菌	4.6×10^6	3.0×10^9
λ 噬菌体	48514	3.1×10^7
pBR322 质粒	4363	2.8×10^6
pUC18/pUC19	2686	1.7×10^6

附录3

希腊字母表

字母		名称	读音	常见意义
α	A	alpha	阿尔法	角度;系数
β	B	beta	倍塔	磁通系数;角度;系数
γ	Γ	gamma	伽马	电导系数(小写)
δ	Δ	delta	迭耳塔	变动;密度;屈光度
ε	E	epsilon	厄普西隆	对数之基数

续表

字母	名称	读音	常见意义
ζ Z	zeta	接塔	系数;方位角;阻抗;相对黏度;原子序数
η H	eta	厄塔磁滞	磁滞系数;效率(小写)
θ Θ	theta	太塔	温度;相位角
ι I	iota	依奥塔	微小,一点儿
κ K	kappa	卡帕	介质常数
λ Λ	lambda	拉姆塔	波长(小写);体积
μ M	mu	缪	磁导系数;微(千分之一);放大因数(小写)
ν N	nu	纽	磁阻系数
ξ Ξ	xi	克西	—
ο O	omicron	奥米克戎	—
π Π	pi	派	圆周÷直径＝3.1416
ρ P	rho	柔	电阻系数(小写)
σ Σ	sigma	西格马	总和(大写),表面密度;跨导(小写)
τ T	tau	陶	时间常数
υ Υ	upsilon	宇普西隆	位移
φ Φ	phi	斐	磁通;角
χ X	chi	克黑	—
ψ Ψ	psi	普西	角速;介质电通量(静电力线);角
ω Ω	omega	奥米伽	欧姆(大写);角速(小写);角

附录 4

罗马数字表

罗马数字	阿拉伯数字	罗马数字	阿拉伯数字
Ⅰ	1	ⅩⅣ	14
Ⅱ	2	ⅩⅤ	15
Ⅲ	3	ⅩⅥ	16
Ⅳ	4	ⅩⅦ	17
Ⅴ	5	ⅩⅧ	18
Ⅵ	6	ⅩⅨ	19
Ⅶ	7	ⅩⅩ	20
Ⅷ	8	L	50
Ⅸ	9	C	100
Ⅹ	10	CL	150
Ⅺ	11	CC	200
Ⅻ	12	CCL	250
ⅩⅢ	13	CCC	300

附录 5

DNA 和 RNA 的符号

核酸	核苷酸		符号
	腺嘌呤	Adenine	A
DNA	鸟嘌呤	Guanine	G
	胸腺嘧啶	Thymine	T
	胞嘧啶	Cytosine	C
	腺嘌呤	Adenine	A
RNA	鸟嘌呤	Guanine	G
	尿嘧啶	Uracil	U
	胞嘧啶	Cytosine	C

附录 6

密码子在人类中的使用频率

氨基酸	英文名	三字符	一字符	人类蛋白质中出现的频率/%	密码子及其在人类中的使用频率/%	
丙氨酸	Alanine	Ala	A	6.99	GCU(28.0)	GCC(41.6)
					GCA(20.0)	GCG(10.3)
精氨酸	Arginne	Arg	R	5.28	CGU(89)	CGC(21.4)
					CGA(5.4)	CGG(10.4)
					AGA(9.9)	AGG(11.1)
天冬酰胺	Asparagine	Asn	N	3.92	AAU(42.3)	AAC(57.7)
天冬氨酸	Aspartic acid	Asp	D	5.07	GAU(42.8)	GAC(57.2)
半胱氨酸	Cysteine	Cys	C	2.44	UGU(40.6)	UGC(594)
谷氨酸	Glutamic acid	Glu	E	6.82	GAA(39.2)	GAG(60.7)
谷氨酰胺	Ghutamine	Gln	Q	4.47	CAA(24.8)	CAG(75.2)
甘氨酸	Glycine	Gly	G	7.10	GGU(15.8)	GGC(35.8)
					GOA(24.1)	GGG(243)
组氨酸	Histidne	His	H	2.35	CAU(39.6)	CAC(60.4)
异亮氨酸	Isoleucine	Ile	I	4.50	AUU(33.1)	AUC(54.0)
					AUA(12.9)	
亮氨酸	Leucine	Leu	L	9.56	UUA(5.5)	UUO(11.5)
					CUU(11.1)	CUC(20.8)
					CUA(6.5)	CUG(44.5)
赖氨酸	Lysine	Lys	K	5.71	AAA(38.9)	AAG(61.1)
甲硫氨酸	Methionine	Met	M	2.23	AUG(100)	
苯丙氨酸	Phenylalanine	Phe	F	3.84	UUU(41.1)	UUC(58.2)
脯氨酸	Proline	Pro	P	5.67	CCU(27.3)	CCC(35.2)

续表

氨基酸	英文名	三字符	一字符	人类蛋白质中出现的频率/%	密码子及其在人类中的使用频率/%	
丝氨酸	Senne	Ser	S	7.25	CCA(25.7)	CCG(11.6)
					UCU(18.3)	UCC(23.7)
					UCA(12.9)	UCG(5.9)
					AGU(13.2)	AGC(25.9)
苏氨酸	Threonine	Thr	T	5.68	ACU(22.4)	ACC(40.5)
					ACA(25.4)	ACG(11.8)
色氨酸	Tryptophan	Trp	W	1.38	UGG(100)	
酪氨酸	Tyrosine	Tyr	Y	3.13	UAU(40.0)	UAC(60.0)
缬氨酸	Valne	Val	V	6.35	GUU(16.4)	GUC(25.7)
					GUA(9.3)	GUG(48.7)

附录 7

科学单位

前缀	符号	含义	单位	符号	度量
Mega	m	10^6	Base pair	bp	碱基单位
Kilo	k	10^3	Dalton	Da	gram/mole　克/摩尔
Hector	h	10^2	Gallon	gal	加仑(容积单位)　lgal=4qt
Deca	da	10^1	Gram	g	克(重量)
Deci	d	10^{-1}	Liter	l	升(体积)
Cent	c	10^{-2}	Meter	m	米(长度)
Mil	m	10^{-3}	Molar	M	moles/liter　摩尔/升
Micro	μ	10^{-6}	Mole	mole	6×10^{23}个分子(摩尔)
Nano	n	10^{-9}	Ounoe	oz	盎司(重量单位)　loz=28.35g
Pico	p	10^{-12}	Percent	%	gram/100mL　克/100毫升
Fetto	f	10^{-15}	Pin	pt	品脱(容积单位)
Atto	a	10^{-18}	Quar	qt	夸脱(容积单位)　lqt=2pt

附录 8

核酸检测方法的灵敏度

检测方法	可检测到的最小拷贝数
PCR 及其他基因扩增方法	1~10
液相杂交	10^3
Southem 杂交或 Northerm 杂交	10^4
寡核苷酸杂交	10^6

附录 9　常用核酸换算数据

1. 重量换算

$1\mu g=10^{-6}g$　$1ng=10^{-9}g$　$1pg=10^{-12}g$　$1fg=10^{-15}g$

2. 分光光度换算

$1A_{260}$ 双链 DNA＝$50\mu g/mL$

$1A_{260}$ 单链 DNA＝$33\mu g/mL$

$1A_{260}$ 单链 RNA＝$40\mu g/mL$

纯 DNA $A_{260}/A_{280}=1.8$

纯 RNA $A_{260}/A_{280}=2.0$

3. DNA 摩尔换算

$1\mu g$ 1000 bp DNA＝1.52 pmol＝3.03 pmol 末端

1pg 1000 bp DNA＝$0.66\mu g$

1kb 双链 DNA（钠盐）＝6.6×10^5

1kb 单链 DNA（钠盐）＝3.3×10^5

1kb 单链 RNA（钠盐）＝3.4×10^5

脱氧核糖核苷酸的平均分子质量＝324.5

核糖核苷酸的平均分子质量＝340

1 氨基酸平均分子质量＝110

4. 蛋白质/DNA 换算

1kb DNA＝333 个氨基酸编码容量＝3.7×10^4 MW 蛋白质

10000 MW 蛋白质＝270bp DNA

30000 MW 蛋白质＝810bp DNA

50000 MW 蛋白质＝1.35kb DNA

100000 MW 蛋白质＝2.7kb DNA

附录 10　核苷酸序列资料库

1. GenBank(基因库)

网址：www.ncbi.nlm.nih.gov/genbank

2. EMBL(欧洲分子生物学实验室核苷酸序列资料库)

网址：www.ebi.ac.uk/ena/browser/home

3. DDBJ(日本 DNA 序列资料库)

网址：www.ddbj.nig.ac.jp

附录 11 基因及基因组研究大事记

1860—1870 年	奥地利学者 Gregor Mendel 根据豌豆杂交实验提出遗传因子概念,并总结出孟德尔遗传定律。
1869 年	Miescher 从白细胞中抽提出 DNA。
1882 年	Flemming 发现了有丝分裂中的染色质。
1888 年	Boveri 发现了染色体的特征。
1902 年	Bateson 和 Garrod 揭示了人类性状的孟德尔遗传规律。 MeClung 发现了性染色体。 Boveri 和 Sutton 证明染色体是遗传物质的载体。 Bateson 发现基因连锁现象。
1908 年	Garrod 发现了先天性代谢缺陷。 Hardy 和 Weinberg 建立了群体遗传学。
1909 年	丹麦植物学家和遗传学家 Johansen 首次提出"基因"这一名词,用以表达孟德尔的遗传因子概念。
1913 年	Sturtevant 绘制出第一张基因图。 Morgan,Stutevant,Muller 和 Bridges 等人提出基因位于染色体上。
1927 年	Muller 用 X 线诱导基因突变。
1928 年	Heitz 区分了常染色质和异染色质。 Griffith 证明肺炎球菌的遗传性转化。
1941 年	Lewis 提出基因重复所致的进化。 Beadle 和 Tatum 提出"一个基因一种酶"假说。 Auerbach 发现氮芥引起的基因突变。
1944 年	Avery、MeCarty 和 MacLeod 首次分离出 DNA,并证明 DNA 是遗传信息的物质基础。
1949 年	Neel 和 Pauling 发现镰刀形贫血症,提出分子病的概念。 Barr 和 Bertram 发现 X 染色质。
1950 年	Chargaff 总结出核苷酸的碱基配对规律——Chargaff 规律。
1952 年	Hershey 和 Chase 发现基因由 DNA 组成。 Warkany 发现外源因素是先天畸形的病因。
1953 年	Watson 和 Crick 提出 DNA 的双螺旋模型结构。
1954 年	Muller 发现 DNA 修复现象。
1955 年	Sanger 测定出胰岛素的氨基酸序列。
1956 年	Tijo,Levan,Ford 和 Hamerton 测出了人类染色体数目。 Komberg 提取 DNA 聚合酶的结晶体,实现 DNA 的体外合成。 Taylor,Delbruck 和 Stent 提出了 DNA 半保留复制。

1959 年　Lejeune,Turpin 和 Jacobs 发现人类中的染色体畸变。

1960 年　Brenner,Crick,Jacob 和 Monod 发现 mRNA。

1961 年　Crick,Brenner,Barmett 和 Watts-Tobin 发现三联体遗传密码。
　　　　Nirenberg,Mathaei 和 Ochoa 破译遗传密码。

1962 年　Jacob 和 Brenner 提出复制子的概念。

1964 年　Setlow 提出 DNA 的切除修复方式。

1967 年　Weiss 和 Green 把体细胞杂交技术用于人类基因定位。
　　　　Britten 和 Kohne 发现 DNA 重复现象。
　　　　Watkins 证明 ABO 血型物质的生化基础是基因。
　　　　Cleaver 发现着色性干皮病的原因为 DNA 切除修复缺陷。
　　　　Meselson,Yuan,Linn 和 Arber 分离出限制性核酸内切酶。
　　　　Donahue 和 McKusick 首次确定一个人类常染色体基因位点。

1969 年　Beckwith 分离到一个基因。
　　　　Baltimore 和 Temin 发现了逆转录酶。
　　　　Pearson,Bobrow 和 Vosa 发现了 Y 染色质。
　　　　Khorana 进行了体外基因合成实验。

1971 年　Knudson 提出视网膜母细胞瘤的二次突变理论,抑癌基因 *Rb* 的发现。

1972 年　Berg 体外制造了第一个重组 DNA 分子。

1973 年　Boyer 和 Cohen 促进了重组 DNA 技术的发展。

1974 年　Komberg 和 Olins 发现了核小体,阐明染色质的结构。

1977 年　Sanger,Maxam 和 Gilbert 分别建立了 DNA 测序方法。

1978 年　Botstein 提出限制性片段长度多态性(RFLP)。
　　　　Y. W. Kan(简悦威)首先开展基因诊断。

1980 年　Berg 因重组 DNA 的研究而获诺贝尔奖。
　　　　Sanger 和 Gilbert 因 DNA 测序技术的研究而获诺贝尔奖。

1981 年　Anderson 等进行线粒体基因组的测序。

1982 年　Klinger 发现抑癌基因。
　　　　Varmus 等发现细胞癌基因。
　　　　B. Mclintock 因发现可移动的遗传基因而获诺贝尔奖。

1985 年　Mullis 创立了体外基因扩增技术——聚合酶链反应(PCR)。
　　　　Royer-Pokora 等进行以染色体定位为基础的人类基因的首次结构分析。
　　　　Hood 进行了人类基因组测序。

1988 年　美国国会批准人类基因组计划(HGP)。
　　　　通过显微切割获取人类染色体一定区域的克隆。
　　　　Bishop 和 Varmus 因癌细胞形成起因的研究而获诺贝尔奖。
　　　　Altman 和 Cech 因发现核酶而获诺贝尔奖。

1990 年	被誉为生命科学"阿波罗登月计划"的国际人类基因组计划启动。 Anderson 等进行了人类第一例成功的基因治疗。 Venter 提出表达序列标签(EST),加快人类基因的发现。 美国建立第一批基因组研究中心。
1992 年	人类 21 号染色体和 Y 染色体图谱完成。
1993 年	Roberts 和 Sharp 因发现断裂基因而获诺贝尔奖。 Mullis 因发明 PCR 而获诺贝尔奖。 Smith 因创立低聚核苷酸定向诱变法而获诺贝尔奖。 Sanger 研究中心在英国剑桥附近成立。
1994 年	绘制人类基因组高分辨率物理图谱。
1995 年	Lewis,Nusslein-Volhard 和 Wieschaus 因发现早期胚胎发育中的遗传机制而获诺贝尔奖。 啤酒酵母基因组测序完成。 克隆羊 Dolly 问世。
1997 年	法国国家基因组测序中心成立。
1998 年	私营的塞莱拉(Celera)公司加入人类基因组研究的竞争。 中国在北京和上海设立国家基因组中心。 秀丽线虫完整基因组序列的测定工作宣告完成,这是科学家第一次绘出多细胞动物的基因组图谱。
1999 年	中国获准加入"国际人类基因组计划",负责测定人类基因组全部序列的 1%。 中国是继美、英、日、德、法之后第六个"国际人类基因组计划"参与国,也是参与这一计划的唯一一个发展中国家。 国际人类基因组计划联合研究小组宣布,完整破译出人体第 22 对染色体的遗传密码,这是人类首次成功完成人体染色体完整基因序列的测定。
2000 年	4 月,美国 Celera 公司宣布破译出一名实验者的完整遗传密码。 4 月底,中国科学家完成了 1%人类基因组的工作框架图。 5 月 8 日,德、日等国科学家宣布,已基本完成了人体第 21 对染色体的测序工作。 6 月 26 日,科学家公布人类基因组工作草图,标志着人类在解读自身"生命之书"的路上迈出了重要一步。 12 月 14 日,美、英等国科学家宣布绘出拟南芥基因组的完整图谱,这是人类首次全部破译出一种植物的基因序列。
2001 年	2 月 12 日,中、美、日、德、法、英等六国科学家和美国 Celera 公司联合公布人类基因组图谱及初步分析结果。 8 月 26 日,人类基因组"中国卷"的绘制工作宣告完成。
2003 年	4 月 14 日,中、美、日、德、法、英等六国科学家宣布人类基因组序列图绘制成功,人类基因组计划的所有目标全部实现。已完成的序列图覆盖人类基因组所含基因区域的 99%,精确率达到 99.99%,这一进度比原计划提前两年多。至此,人类基因组计划共耗资 27 亿美元,比原先预计的 30 亿美元有明显节省。

4 月,为庆祝脱氧核糖核酸(DNA)双螺旋结构发现 50 周年和人类基因组序列图绘制成功,美国国会已决定将该年 4 月定为"人类基因组月",并确定 4 月 25 日为全国"DNA Day（DNA 日）"。

5 月 29 日,由美国塞莱拉公司前总裁文特尔创建的基因组学促进中心宣布与杜克大学达成协议,计划合作研究如何更有效地将基因组学成果应用于常见疾病的诊断和治疗。

2003 年

8 月,科学家首次完成了对人类与 12 种脊椎动物的大规模比较基因组学研究。

10 月,基因组学里程碑:首张人类全基因组芯片问世。

11 月 6 日,科学家公布了世界上首个复杂生物体的蛋白质图谱——果蝇蛋白质图谱,从而实现了只显示遗传密码的基因图谱到揭示遗传密码功能的蛋白质图谱的飞跃。

12 月,美国国家人类基因组研究所(National Human Genome Research Institute,NHGRI)首次公布了黑猩猩基因组序列组装图及其与人类基因组的比较分析结果。这是继人类之后第一个非人类灵长动物基因组草图。

3 月,用基因组学方法追溯细菌的进化史。

7 月,冷泉港实验室由 Michael Wigler 领导的一项研究揭示出不同人的正常细胞 DNA 之间存在惊人的差异。

2004 年

9 月,法国国家科研中心的一份报告指出,由欧洲 6 个国家 25 个"重量级"研究所组成的"表观基因组学"先进研究网络,将于 9 月 24 日在捷克第二大城市布尔诺的首届"表观基因组学"大会上启动。

10 月,人类基因组完成图公布。

3 月,人类 X 染色体测序工作基本完成,并公布了染色体基因草图。充分论证于 2006 年春季启动人类元基因组计划,主要完成人体内所有微生物基因组,该计划被称为"人类第二基因组计划",但规模和广度将远远超过人类基因组计划。

2005 年

12 月 13 日,美国宣布启动"肿瘤基因组计划"。预计未来 13 年里能找出肺癌、脑癌、卵巢癌等所有困扰人类癌症的致癌基因。

1 月 24 日,Affymetrix 公司宣布推出 GeneChip(R)人类和鼠源嵌合芯片(Tiling Aray)系列产品,这是当时市面上唯一商业化的全基因组转录产物作图芯片。

2 月,全世界大约有超过 80 位基因营养体学的专家共同筹划一个营养基因组学的大型研究计划,希望能够通过该项合作来有效推动对人类健康、营养基因组学的研究。

2006 年

3 月 31 日,国际马铃薯基因组测序协会(the Potato Genome Sequencing Consortium,PGSC)表示荷兰政府将出资 300 万欧元(大约 360 万美元)进行马铃薯第一个染色体的测序,并且在与其他国家科研组织合作的前提下于 2010 年完成马铃薯基因组(840Mb)的测序,为未来全球食品供应做出一份贡献。

5 月 18 日,英美科学家在英国《自然》(Nature)期刊网络版上发表了人类最后一个染色体——1 号染色体的基因测序。

2006 年	7 月在《化学与生物学研究》(*Chemistry and Biology*)杂志上,来自威斯康星州大学的华人学者高群杰、张常胜等人发表了有关通过比较基因组学方法来破译吲哚咔唑(indolocarbazole)和 Enediyne Aminodideoxypentose 生物合成的文章。 12 月 2 日,Andrew Fire 与 Craig C. Mello 因为在 RNAi 机制研究中的贡献而获得诺贝尔生理学或医学奖。
2007 年	挪威政府计划出资 7000 万美元支持一项功能基因组研究计划,该计划的目的在于推动工业化研究和技术项目发展。 5 月 30 日,美国人 James Watson,也是 DNA 双螺旋结构的发现者,成为世界上第一个拥有个人"生命之书"(个人基因图谱)的人。 6 月,冷泉港 2500 万创立精神病基因组学中心。
2008 年	1 月,启动国际千人基因组计划,由中英美德等国科学家共同承担,旨在提供最详尽的人类遗传变异图谱,以推动基因组学在疾病健康领域的应用。 4 月,在《细胞》(*Cell*)杂志上发表了一篇关于表观基因组学重大进展,新的高通量测序技术使 Salk 生物研究所的研究人员描绘出模式植物拟南芥基因组中的个体 DNA 修饰,并且弄清了对拟南芥 26000 个基因中每个基因活性的影响。 大熊猫基因组框架图绘制完成。 疟原虫基因组序列绘制完成。 细菌 Phenylobacterium zucineum 全基因组测序完成。 丝盘虫基因组测序完成。 小麦基因组测序完成。
2009 年	武汉植物园成功测定了孑遗蕨类植物杪椤的叶绿体基因组全序列,并对其进行了进化基因组学分析。
2010 年	3 月,200 多名国际顶尖科学家参加由华大基因主办的 2010 年 MetaHIT 国际会议。该会议为人类认识自身健康和疾病与肠道微生物之间的联系提供新的理论依据,并为科学家们交流宏基因前沿进展,探讨微生物未来方向提供了崭新平台。 6 月 29 日,非洲启动基因组学项目。
2011 年	9 月,美国约翰霍普金斯医学院等处的研究人员首次完成一种真核生物,或者说复杂生物中的半人工合成染色体,这标志着真核生物大规模基因组工程又前进了一大步。
2012 年	6 月,在《细胞》(*Cell*)杂志上发表通过新方法"比较表观基因组学"进行基因组功能研究,对 DNA 和组蛋白修饰进行种间对比,对调控基因组进行注释。 9 月,美国格莱斯通研究所的科学家们揭示了构建来自胚胎心脏细胞的全功能心脏所需成百上千个遗传"开关"的精确顺序和计时,提供了关于一些形式的先天性心脏病遗传基础的线索。 9 月,癌症基因组计划的科学家们报告了他们最新的癌症基因组研究成果:公布了 800 个乳腺癌的遗传特征,包括发现了导致乳腺癌最常见形式的遗传原因,为新的治疗靶点提供线索,并确定乳腺癌和卵巢癌一种亚型之间的分子遗传相似性。

2013 年	1 月,由 5 个国家 9 个实验室组成的联合研究团队解析了 2 种蝙蝠的全基因组序列。 2 月 1 日,由美国犹他大学、深圳华大基因研究院等单位合作完成的鸽子基因组研究成果在《科学》(*Science*)期刊在线发表。 2 月,*Cell* 发布首个大脑全基因组增强子图集,这将使科学家们详细研究基因调控,以及遗传突变对于神经系统疾病的影响成为可能。 3 月 7 日,基因组中表观遗传变化是能遗传的,来自 Salk 生物学研究所等处的一组研究人员完成了一项野生植物表观基因组学全范围内的研究分析,从中发现了这种修饰与遗传信息相互作用的共同模式。 3 月,由丹麦奥尔胡斯大学地质微生物学中心领导的一个国际研究人员小组,成功地从海底淤泥中获得了 4 个古细菌细胞,并绘制出了每个细胞的基因组图谱。 3 月 29 日,《科学》(*Science*)杂志以"Cancer Genomics"为题对癌症基因组学进行了专题介绍。 4 月 10 日,在《美国医学会杂志》上的一则研究披露,在一项用宏基因组学(对从复杂的微生物样品中提取的 DNA 进行直接测序)对 2011 年德国产志贺毒素型大肠杆菌爆发作的分析中,研究人员成功地对一个疾病爆发菌株的基因组序列进行了重建;这些结果表明用这种方法具有比基于细菌培养的方法更快识别并描述细菌性病原体特征的潜力。 4 月,由多个研究机构组成的一个大型研究团队开展全面分析,揭示了引导早期人类胚胎发育的基因开启和关闭的机制。 5 月,瑞典科学家完成了对挪威云杉(Picea abies)的基因组测序,并将测序结果发表在《自然》(*Nature*)杂志上。
2016 年	为了更好地了解遗传学与疾病之间的关联,多个国家开始大规模的群体测序项目。例如,Genomics England 项目对 16000 多个样品进行了测序,美国也宣布了癌症登月计划作为精准医疗行动的一部分。 7 月,国际空间站上的宇航员首次进行了基因测序工作,这一里程碑事件展示了基因测序技术在极端环境下的应用潜力。
2017 年	FDA 批准首个基于 NGS 的癌症基因检测平台:FDA 批准了基于高通量基因组测序技术的癌症基因检测平台 MSK-IMPACT,能够对 468 个基因进行快速、灵敏的检测。
2018 年	单细胞基因活性分析技术获得突破:这一技术可让研究人员逐个追踪细胞发育,了解哪些基因会在胚胎早期发育时被开启或关闭。
2020 年	COVID-19 疫苗研发方面取得了重大进展。mRNA 疫苗(如辉瑞/BioNTech 和 Moderna)等核酸疫苗研发成功。
2020 年	CRISPR 技术首次应用于临床。
2022 年	由美国国家人类基因组研究所、加利福尼亚大学圣克鲁斯分校、华盛顿大学等机构研究人员领衔的国际科研团队公布了首个完整、无间隙的人类基因组序列。这一成果对于了解人类基因组变异全谱、掌握基因对某些疾病的影响至关重要,被视为与阿波罗登月计划相当的重要成就。
2023 年	人类首次重新设计并合成了真核细胞的全基因组。

(孟小丹)

参考文献

[1] 郭俊明. 人体基因学[M]. 杭州:浙江科学技术出版社,2004.

[2] 郭俊明. 人体基因学[M]. 杭州:浙江大学出版社,2013.

[3] 钱晖,侯筱宇,何凤田. 生物化学与分子生物学[M]. 5版. 北京:科学出版社,2023.

[4] 周春燕,药立波. 生物化学与分子生物学[M]. 9版. 北京:人民卫生出版社,2018.

[5] 杨学仁,朱英国. 遗传学发展史[M]. 武汉:武汉大学出版社,1995.

[6] 里查德·道金斯(Richard Dawkins). 自私的基因[M]. 卢允中,张岱云,译. 北京:科学出版社,1981.

[7] 查锡良. 生物化学[M]. 7版. 北京:人民卫生出版社,2008.

[8] 施卫星,何伦,黄钢. 生物医学伦理学[M]. 杭州:浙江教育出版社,2001.

[9] 张咸宁,刘永章,黄辰,等. 医学遗传学[M]. 北京:科学出版社,2002.

[10] 厉朝龙. 生物化学与分子生物学[M]. 北京:中国医药科技出版社,2001.

[11] 赵国屏. 生物信息学[M]. 北京:科学出版社,2002.

[12] 大卫·W. 芒特(David W. Mount). 生物信息学[M]. 钟扬,王莉,张亮,等译. 北京:科学出版社,2003.

[13] 金久时(Minoru Kanehisa). 后基因组信息学[M]. 孙之荣,等译. 北京:清华大学出版社,2002.

[14] 安德烈·D. 巴森文尼斯(Andreas D. Baxevanis),弗朗西斯·乌埃勒特(Francis Ouellette). 生物信息学:基因和蛋白质分析的实用指南[M]. 李衍达,孙之荣,译. 北京:清华大学出版社,2000.

[15] 谈莲沙(T K Attwood),史密斯(D J P Smith). 生物信息学概论[M]. 罗静初,等译. 北京:北京大学出版社,2002.

[16] 郝柏林,张淑誉. 生物信息学手册[M]. 上海:上海科学技术出版社,2000.

[17] 杨金水. 基因组学[M]. 北京:高等教育出版社,2002.

[18] 中国生物化学与分子生物学会名词工作委员会. 生物化学与分子生物学名词[M]. 2版. 北京:科学出版社,2024.

[19] 高国全,汤其群. 生物化学与分子生物学[M]. 10版. 北京:人民卫生出版社,2024.